RECHERCHES

SUR

LE POULS

PAR RAPPORT AUX CRISES.

TOME I.

RECHERCHES

SUR

LE POULS

PAR RAPPORT AUX CRISES,

PAR M. Théophile de Bordeu,
Docteur en Médecine, des Facultés de Paris
& de Montpellier;

Contenant les Décisions de plusieurs savans Médecins sur
la doctrine du Pouls; avec des Réflexions & quelques
Dissertations qui n'ont point encore vu le jour: on y a
joint une Dissertation nouvelle sur les Sueurs critiques
& leurs Pouls.

In vitium ducit culpæ fuga, si caret Arte.
HORAT. de Arte Poët.

TOME I.

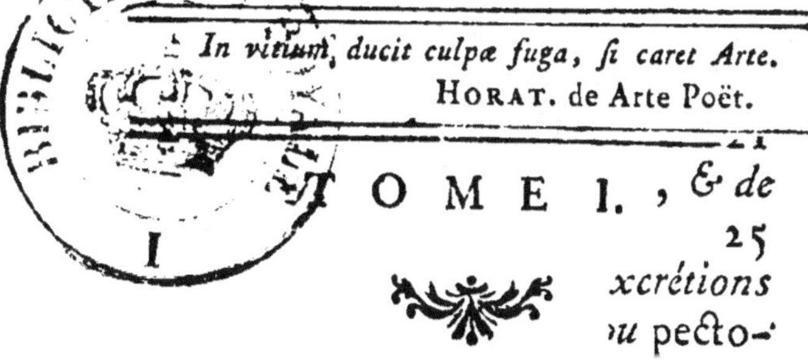

A PARIS,

Chez P. Fr. Didot jeune, Libraire de la
Médecine de Paris, Quai des Augustin.

M. DCC. LXXIX.

AVEC APPROBATION, ET PRIVILÈGE DU ROI.

TABLE
DES CHAPITRES
Du premier Volume.

Fin de la Table du premier Volume.

RECHERCHES

DISCOURS

PRÉLIMINAIRE.

CET ouvrage n'eſt qu'un enchaînement d'Obſervations faites avec la plus ſcrupuleuſe attention ; la matière en eſt nouvelle , & n'eſt pas moins intéreſ-
ſante pour la théorie que pour la
pratique de la Médecine.

Pour bien juger de ces Recherches , il eſt eſſentiel de mettre
abſolument à part les préjugés
contraires ; & ſi on entreprend
de les vérifier, il faut ſouvent
réitérer les épreuves, & ne croire
aucun article décidé, qu'autant
qu'on ſera fondé ſur des réſultats
confirmés par pluſieurs examens.

Tome I. a

En attendant que de bons Obſervateurs ſe ſoient ainſi aſſurés de la vérité de tous ces faits, n'en doit-on pas au moins préſumer favorablement par les obſervations rapportées dans ce Traité ? Ce ſera une opinion d'autant moins haſardée, que pluſieurs de ces obſervations ont été faites ſur des perſonnes dont le témoignage ne ſauroit ſouffrir de contradiction ; & qu'il ſeroit difficile de faire intervenir des ſoupçons aſſez vraiſemblables d'illuſion, ou de prévention, pour affoiblir un pareil témoignage.

Il faut pourtant convenir que ces raiſons, quoique très plauſibles, ne peuvent d'abord donner que bien peu de ſécurité ſur les obſtacles que les vérités naiſſantes ne manquent jamais de trouver.

M. Fagon soutint le premier à Paris l'*exiſtence* de la circulation du ſang : ce fut avec toute la force des preuves qu'on ſait qu'il y a à alléguer pour l'appui de cette vérité ; « les vieux » Docteurs donnèrent des élo- » ges au Récipiendaire , & » convinrent que pour un auſ- » ſi étrange paradoxe il ne s'en » étoit pas mal tiré. (1) » Or, connoiſſons-nous quelque vérité en médecine, qui puiſſe ſe produire avec des preuves auſſi invincibles ?

Ce ſeul exemple nous eût peut-être fait renoncer à notre entrepriſe, ſi nous n'avions penſé que , grace à l'eſprit philoſophique qui depuis quelque temps paroît ſe répandre de plus en plus, on eſt à préſent plus

____

(1) M. Fontenelle, éloge de M. Fagon.

adroit à faifir le vrai, qu'on ne l'étoit dans les fiècles précédens.

Les Pyrrhoniens de toutes les efpèces font aujourd'hui renfermés dans de juftes bornes ; on ne les écoute point, dès qu'on les en voit fortir : le défaut d'autorités, un bon mot ne peuvent plus ternir une vérité au point de l'empêcher de fe montrer : les jugemens prématurés font donc d'autant moins à craindre, que ces changemens fe font réellement faits dans la difpofition des efprits.

Mais il eft, dit-on, démontré par ce qu'il y a de plus clair dans les principes de l'art , qu'il eft impoffible de déterminer & de claffer affez diftinctement les différentes modifications du pouls, pour établir fur ces différences les fignes propres à chaque évacuation critique ; on ajoute qu'à peine la vie d'un homme suffiroit à s'inftruire & s'exercer comme il faut l'être pour faire ufage de ces règles.

Nous pouvons d'abord avancer après un critique célèbre (1), que » la raifon eft un inftru- » ment vague, voltigeant, qu'on » tourne de toutes manières » comme une girouette. » Montagne dit auffi que » la raifon » eft une règle de plomb & » de cire, allongeable, ploya- » ble & accommodable à tous » biais & à toutes mefures. » D'ailleurs le feul raifonnement peut-il être de quelque poids dans une matière qui eft principalement du reffort de l'obfervation? à plus forte raifon s'il n'eft fondé que fur des principes contredits par des faits.

Or, de cette contradiction,

(1) Bayle.

ainsi que de la facilité de concevoir & d'appliquer les règles dont il s'agit ici, nous en pouvons alléguer une preuve sans réplique ; c'est qu'en moins de quatre mois, on est parvenu dans un hôpital à former si bien à l'usage de ces règles un jeune Médecin, qui n'en avoit aucune connoissance, que depuis ce temps-là, il ne s'y méprenoit que rarement (1).

Au surplus, qui est-ce qui ignore qu'il est une *manière* propre à tout Peintre, à tout Ecrivain, qui les décèle bientôt aux yeux des connoisseurs ? Qui est-ce qui ne sait que dans tous les arts il y a un coup d'œil qui fait d'abord appercevoir aux maîtres, ce qu'à peine les apprentifs peuvent remarquer

(1) M. Michel, Docteur de la Faculté de Montpellier.

avec le secours de la plus grande attention ? Il en est de même des différentes modifications critiques du pouls ; à peine sensibles pour ceux qui ne sont pas habitués à cet examen, elles deviennent frappantes pour ceux qui y sont exercés.

Solano de Luques, Médecin Espagnol, qui vivoit à *Antequera* au commencement de ce siècle, & dont il sera souvent question dans la suite de ces Recherces, a fait des Observations neuves sur le pouls ; il en a rendu compte dans un ouvrage qui a pour titre, *Lapis Lydius Apollinis*. Cet ouvrage tomba entre les mains de M. Nihell, Médecin Irlandois, établi alors à Cadix (1) ;

____

(1) En 1743.

il le trouva si obscur, qu'il prit le parti d'aller à *Antequera*, pour demander à l'auteur les éclaircissemens dont il avoit besoin. Solano le rendit plusieurs fois témoin de la justesse des prédictions faites suivant ses principes ; depuis ce temps-là il est souvent arrivé à M. Nihell de faire d'heureuses applications de ces règles ; c'est ce dont il rend compte dans un recueil d'Observations qu'il a publié sur ce sujet, & qu'il a dédié au Docteur Mead, célèbre Médecin de Londres.

Ce recueil contient les principales observations de Solano, celles de douze Médecins Espagnols, faites d'après les principes de cet observateur ; ensuite les observations propres à l'Auteur, auxquelles il a joint beaucoup d'excellentes remarques fur le parti qu'on peut tirer de cette découverte.

M. Lavirotte, Médecin des Facultés de Paris & de Montpellier, a donné, en 1748, une traduction de l'Ouvrage de M. Nihell, avec une préface dans laquelle il fait très - bien fentir l'importance de la matière traitée dans cet ouvrage (1).

M. Senac , premier Médecin du Roi, dont les lumières ainfi que fon zèle pour les progrès de l'art font généralement connus par fes fuccès & par fes excellens ouvrages, fut bientôt frappé de l'utilité des Obfervations de Solano ; & pour les vérifier, » il fit mettre , étant à

____

(1) Obfervations nouvelles & extraordinaires fur la prédiction des crifes , &c. par *D. Francifco Solano de Luques* , enrichies de plufieurs cas nouveaux, par *M. Nihell. M. D.* A Paris, chez Debure l'aîné, 1748.

» Bruxelles , plufieurs foldats
» malades dans une falle parti-
» culière de l'Hôpital : il obfer-
» va toujours le pouls rebondif-
» fant annoncer les hémorra-
» gies ; il vit auffi que le flux
» de ventre étoit prévu très-fou-
» vent par le pouls intermittent ;
» il a trouvé qu'il étoit beaucoup
» plus difficile de diftinguer le
» pouls *inciduus* , & par là de
» prédire la fueur. (1) »

M. Van-Swieten dit, en par-
lant des Obfervations de Solano & de M. Nihell, » que
» ce fujet eft fi important, qu'il
» mérite l'attention de tous ceux
» qui s'appliquent à la Méde-
» cine. »

Enfin, M. Noortwyk a cru
devoir traduire en latin l'ou-

(1) Differtation fur les crifes. A Paris,
chez Prault fils, 1752.

vrage de M. Nihell (1) ; il y a ajouté une Préface dans laquelle il se déclare en faveur des règles de Solano, & il rapporte une Observation singulière au sujet du pouls qui annonce la sueur (2).

L'Auteur de ces Recherches ne doit ses premières idées sur ce sujet, qu'à la manière dont il fut plusieurs fois frappé de quelques modifications du pouls qui lui paroissoient singulières : cependant, il n'osoit encore les regarder que comme des mouvemens bizarres & presque de nulle conséquence; ce ne fut qu'après avoir vu la traduction de M. Lavirotte, qu'il comprit l'importance de ses premières Observations, & qu'il s'attacha sérieusement à les suivre, soit

(1) En 1746.
(2) V. le Chapitre 18 du Pouls de la sueur.

dans des Hôpitaux, foit dans le
cours de fa pratique journalière.

» Dans l'année 1707, lorf-
» que Solano, alors étudiant en
» Médecine, fuivoit en pratique
» Jofeph Pablo, Profeffeur &
» Vice - Doyen de l'Univerfité
» de Grenade, dans l'Hôpital
» Royal, celui de Saint Jean
» de Dieu, & du Refuge, il
» obferva fouvent le pouls re-
» bondiffant; il demanda la rai-
» fon de ce qu'il fignifioit à Pa-
» blo; celui-ci, qui étoit un hom-
» me d'un tempérament très-
» violent, lui dit de ne pas fai-
» re attention à de telles baga-
» telles qui ne provenoient que
» des vapeurs fuligineufes; heu-
» reufement Solano ne fe rebu-
» ta point. (1) »

Si Pablo avoit répondu,
comme pourroient faire les mo-

(1) Obferv. nouvelles & extraord. &c.

dernes, que ces variations bizarres du pouls n'étoient que des irrégularités de peu d'importance, fort communes à certains états d'irritation ou de ſpaſme , il eût donné une explication moins ridicule : mais il n'en auroit pas moins ſubſtitué des idées vagues, aux nouvelles obſervations qu'il s'agiſſoit de faire ſur un fait qui méritoit d'être approfondi. Cet exemple peut être préſenté en manière d'apologue à ceux qui ſeroient tentés d'être auſſi prompts dans leurs déciſions ſur cette matière, que le fut Joſeph Pablo.

Tous les Médecins ſavent que Galien a donné un ſyſtême très-étendu ſur le pouls : il en eſt peu qui ne regardent ce ſyſtême comme entièrement détruit par les idées des Modernes : il eſt en effet tombé dans l'oubli.

Une chofe néanmoins fort importante à remarquer, c'eft que parmi toutes les efpèces de pouls décrites par Galien, on trouve la defcription d'une efpèce particulière qui annonce la fueur ; cette efpèce à réfifté à toutes les critiques ; elle a été, depuis Galien, admife par tous les Praticiens : n'auroit-on pas dû préfumer que puifque la fueur eft annoncée par une efpèce particulière de pouls, toutes les excrétions peuvent & doivent de même être précédées d'un pouls qui leur eft propre ?

Galien, en faifant fon Traité du pouls, raifonna beaucoup plus qu'il n'avoit obfervé : il comprit pourtant que les différentes efpèces de pouls devoient être diftribuées en plufieurs claffes : mais il y avoit de la difficulté à les caractérifer , à les rendre reconnoiffables , & encore à les exprimer d'une manière affez intelligible ; il prit le parti de défigner ces diverfes efpèces de pouls par leurs rapports avec des chofes qu'il regarda comme bien connues ; il prétendit avoir trouvé des pouls qui reffembloient à la marche des fourmis, il les appela *formicans* ; d'autres qui alloient en diminuant comme la queue d'un rat , il les nomma *miures* ; & il appela , d'après Hérophile , pouls *caprizans*, ceux qu'il crut repréfenter les fauts d'une chèvre.

Les Chinois qui paffent pour être fort experts dans la connoiffance du pouls, & qui fe font de tout temps fort occupés de cette partie de la médecine , ont pris le même parti que Galien à

l'égard de cette *nomenclature;*
il se peut même que les anciens
Médecins Egyptiens avoient
jeté les premiers fondemens des
idées communes à Galien & aux
Chinois : quoi qu'il en soit, ces
derniers ont parlé d'un pouls *rou-*
lant, de celui qui va comme
une *grenouille*, de celui qui ressemble au *fretillement d'un pois-*
son, d'un autre qui a du rapport
au *bouillonnement d'une marmite*,
& d'un autre qui ressemble *au*
bec d'une poule (1).

C'est contre la *nomenclature*
de Galien adoptée par les vieilles Ecoles, que les modernes ont
principalement écrit ; il n'étoit
pas difficile de jeter un ridicule
sur tous les points de comparaison adoptés par Galien : aussi

(1) *Vid. Joh. Conr. Barcusen de Medicinæ*
origin. & progress. dissert. de Chinens. Medicinâ.
Vid. etiam Cloüer Medulla Medicin. &c.

les pouls *formicans*, les *miures*, les *caprizans*, & tous les autres de cette espèce, ont-ils été entièrement bannis.

Les modernes s'en font tenus à des divisions & à des dénominations plus simples, même en apparence plus significatives : on a divisé les pouls en *forts & foibles*, *fréquens & lents*, *grands & petits*, *durs & mous*, &c. Ces dénominations étoient aussi employées par Galien.

Mais il est facile d'appercevoir que cette *nomenclature* adoptée par les modernes, a presque autant de défauts que celle qu'ils ont rejetée, parce que dans le fait, ces dénominations n'expriment rien d'assez précis ; il n'est pas possible de déterminer à quel signe on doit juger dans les maladies que le pouls est, par exemple, *dur* ou *mou*, *grand* ou *petit* ; fa *petiteſſe* & fa *grandeur* , fa *molleſſe* & fa *dureté* étant, dans l'état de ſanté , à des degrés fort différens ſuivant les diver-ſes conſtitutions des corps. Ce jugement ſuppoſe donc une comparaiſon à faire entre le pouls qui, par ſa nature, eſt cenſé être *dur* ou *mou* , *grand* ou *petit* , & celui qui au moment qu'on l'examine ſe trouve avoir quelqu'une de ces qualités ; la première eſpèce , ſavoir le pouls naturel, manque à l'obſer-vateur , au moment dans lequel il tâte le pouls qu'il doit juger : d'ailleurs il n'arrive que trop ſou-vent qu'un pouls qui eſt trouvé *grand* ou *dur* par un Médecin , paroîtra *petit* ou *mou* à un autre : ainſi ces définitions ou ces dé-nominations ne peuvent rien exprimer d'aſſez poſitif.

Pour éviter de tomber dans

l'écueil auquel Galien & les Modernes ont échoué par rapport à la *nomenclature* des diverſes modifications du pouls , on n'a ici employé, pour en déterminer les eſpèces principales, que des diviſions & des dénominations claires & ſimples. ,

On a obſervé qu'un pouls d'une eſpèce particulière annonçoit une évacuation du côté de la tête ; on a nommé ce pouls *capital* : lorſque l'évacuation devoit ſe faire par les organes excrétoires de la poitrine, on l'a nommé *pectoral* ; & on l'a appelé *inteſtinal* ou *ventral*, lorſqu'elle ſe préparoit par les viſcères du bas-ventre

Quant aux caractères diſtinctifs de chaque eſpèce de pouls, on les a déterminés de manière qu'un obſervateur peut diſtinguer le pouls *pectoral*, le *capital,* l'*intestinal,* &c. sans être obligé de faire aucune comparaison avec des choses inconnues ou éloignées.

L'égalité & l'inégalité des pulsations, l'égalité & l'inégalité des espaces qui se trouvent entre elles, modifications fort aisées à reconnoître, sont les sources de la plupart des caractères & des dénominations des principales espèces de pouls décrites dans cet ouvrage ; cette manière de caractériser les espèces de pouls a donc plusieurs avantages sensibles sur celle de Galien & des Modernes.

Les dénominations, ou les mots de *pectoral,* *capital* & *intestinal,* sont tirés de l'Anatomie, ce sont des expressions reçues & employées journellement en Medecine : on dit l'artère *capitale, gutturale, na-*

zale, *inteſtinale* ; on diſtingue des remèdes *pectoraux*, *ſtoma-chiques*, *céphaliques* ; ainſi ces dénominations appliquées aux modifications du pouls n'ont rien qui doivent ſurprendre ; elles doivent même paroître d'autant plus appropriées, qu'elles indiquent la marche de la nature dans chaque eſpèce de pouls.

On ne ſe portera peut-être pas juſqu'à dire ou penſer que cette *nomenclature* ait été employée pour déguiſer, ou rapporter en des termes & ſous d'autres dénominations particulières, ce qui dans le fond ſe trouve dans d'autres ouvrages ; quoi qu'il en arrive, nous aſſurons d'avance qu'entre le ſyſtême de Galien, des Chinois & des Modernes, & celui de ces Recherches, il n'y a d'autre rapport que celui qui doit néceſſai-

rement se trouver entre des ouvrages faits sur la même matière ;
mais l'objet, les vues, les preuves, tout y est différent ; & ces
différences sont si marquées,
qu'on ne sauroit trouver aucun
moyen, non-seulement de soutenir, mais même de soupçonner le contraire.

Ceux qui voudront s'en mieux
assurer, n'ont qu'à consulter l'Histoire de la Médecine par le Clerc ;
on y trouve un extrait exact du
Traité de Galien sur le pouls ;
ce qu'on sait de plus positif du
système des Chinois, est rap-
porté dans un ouvrage connu (1).
Enfin le Dictionnaire de Médecine contient une exposi-
tion très-détaillée du système
des Modernes.

On dira qu'au moins cet ou-

______

(1) Histoire des Chinois & des Japonnois, &c.

vrage n'eſt qu'une expoſition &
une répétition des Obſervations
de Solano ; il eſt certain qu'on
ne peut diſputer à ce grand obſervateur d'avoir eu des idées
neuves ſur le pouls ; il a jeté
les fondemens d'un ſyſtême qui
doit renverſer tout ce qu'on a publié juſqu'ici ſur cette matière ;
& quoique M. Nihell ait beaucoup ajouté aux obſervations
de Solano, il ne ſauroit pourtant, de ce côté-là, entrer en
concurrence avec lui ; mais il
n'y a qu'à comparer ces Recherches avec l'ouvrage de Solano,
& même avec les additions de
M. Nihell, pour en appercevoir
les différences qui ſont en grand
nombre.

Solano n'a parlé ni de pouls
critique, ni de pouls *non-critique*:
il n'a pas obſervé le pouls qui annonce les crachats critiques ; il

n'a pas dit un mot du pouls des règles, non plus que de celui des hémorroïdes ; il n'a pas connu les pouls *compliqués*, qu'il eft cependant très-important de bien diftinguer : Solano n'a rien dit de l'action des remèdes fur le pouls ; il a omis de faire des remarques fur le pouls dans l'état de fanté, remarques fans lefquelles on ne peut prefque rien ftatuer fur les pouls dans l'état de maladie.

Solano n'a prefque rien obfervé fur les exceptions qu'il y a à faire aux règles qu'il a établies, (à quoi M. Nihell a néanmoins un peu fuppléé, ainfi qu'à d'autres articles). Solano n'a parlé que fort légèrement du pouls du vomiffement & de celui des urines ; ce qu'il a avancé fur le pouls du dévoiement, eft auffi très-incomplet : il a beaucoup trop généralifé fes obfervations

ou

ou fes règles fur le faignement de nez ; fa méthode pour annoncer, d'après les changemens du pouls, le jour d'une évacuation critique, eft obfcure & très-imparfaite ; il n'a prefque rien dit des pouls *compofés*, ou des pouls *fimples* combinés entre eux, ce qui eft une partie affez confidérable de l'hiftoire des diverfes modifications du pouls.

Enfin, & c'eft ici une différence bien importante entre cet ouvrage & celui de Solano, c'eft que tout ce qu'il a publié fur cette matière, fe réduit à quelques obfervations fort détachées ; il ne paroît feulement pas s'être douté qu'on pût les pouffer beaucoup plus loin, & les ramener par-là à des principes généraux, propres à répandre fur la théorie de l'art autant de lumière que fur la pratique:

Tome I.   b

au lieu que ce font là les vues
qui forment l'objet principal de
ces Recherches : par-tout on s'y
attache à comparer, d'après une
fcrupuleufe obfervation, la marche, les phénomènes & les évé-
nemens des maladies livrées à
elles-mêmes, ou traitées fuivant
les préceptes de l'art, avec toutes les diverfes modifications
critiques ou non - critiques du
pouls, obfervées pendant les
différens temps, les divers degrés, & les diverfes tournures
de ces maladies.

Il eft vrai que dans le commencement de cet ouvrage, on
trouvera beaucoup moins de cet
efprit de comparaifon, d'analy-
fe, de difcuffion, qu'il n'y en a
dans la fuite, c'eft qu'en effet
le fujet ne le permet pas : il falloit néceffairement commencer
par l'expofition des caractères

despouls qu'on a nommés pouls *fimples*, avant que de venir à celle des pouls *compofés* & des pouls *compliqués*.

Les maladies dont les crifes font précédées & annoncées par des pouls *fimples*, ne font jamais des maladies de mauvaife efpérance ; celles au contraire dans lefquelles fe trouvent les pouls *compliqués*, font ordinairement des maladies graves: or, comme il s'en faut de beaucoup que les différens refforts du jeu de l'économie animale fe rendent aufli fenfibles, aufli reconnoiffables dans de médiocres léfions des fonctions que dans un état de grandes maladies, ce n'eft donc que dans l'expofition des pouls *compliqués* qu'on a dû placer les examens & les difcuffions qui ont conduit aux principes féconds & aux importantes règles qu'on a cherché à établir.

Au reste , qu'il nous ſoit permis de remarquer que les matières contenues dans toutes les parties de cet ouvrage , ſont liées entre elles , & par conséquent traitées de manière à ſe prêter réciproquement des forces : ce n'eſt donc qu'après avoir bien examiné leurs rapports , qu'on en pourra ſolidement juger.

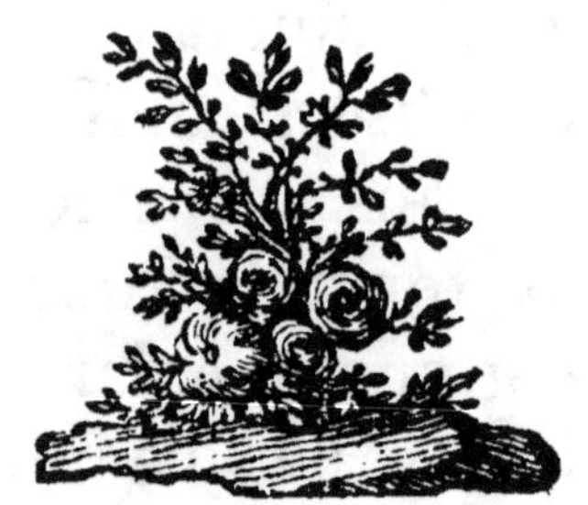

RECHERCHES

SUR

LE POULS.

CHAPITRE PREMIER.

*Idée générale du pouls & de ses diffé-
rentes espèces.*

IL ne faut pas s'attendre à trouver
ici les définitions élémentaires sur
la nature du pouls & sur ses différences : ces questions qui n'ont été
que trop multipliées, sont de pure
spéculation, & n'appartiennent point
à cet ouvrage uniquement fondé sur
la pratique.

A

Le pouls ne peut se connoître que par le tact ; il n'y a qu'à le tâter pour en avoir une idée, & pour s'en former une image : c'est ainsi qu'on acquiert par l'expérience, & non par le raisonnement, l'idée des couleurs, celle du mouvement, celle du son & de la chaleur.

Il est pourtant vrai que l'anatomie des parties dont les oscillations constituent le pouls, peut, ainsi que le remarquent des médecins théoriciens sur l'usage de toutes ses parties, devenir utile pour avoir des notions claires de la nature du pouls : mais ces connoissances sont supposées dans cet ouvrage.

Lorsqu'on tâte un pouls, on le trouve *dur* ou *mou*, *foible* ou *vigoureux*, *lent* ou *fréquent*, *grand* ou *petit*, &c. mais les difficultés arrêtent au premier pas. Comment faut-il qu'un pouls se trouve pour être appelé *dur* ou *mou*, *fóible* ou *vigoureux*, *lent* ou *fréquent*, *grand* ou *petit* ? Par quels signes connoît-on qu'il est tel qu'on l'annonce ? *La dureté, la mollesse, la grandeur, la fréquence, &c.* ne sont que *des états* , *des modes relatifs* qui ne peuvent être évalués que par une mesure commune & fixe , à laquelle on puisse rapporter toutes ces variations.

Cette mesure manque (1) ; & de-là naît la difficulté qu'il y a de bien connoître le pouls ; c'est à ce défaut de mesure fixe qu'il faut attribuer une bonne partie des jugemens divers apportés quelquefois sur le même pouls. On verra dans le chapitre suivant, qu'un des avantages de la méthode proposée dans cet ouvrage , est de se trouver moins assujettie, que les méthodes ordinaires , à la nécessité ou au besoin de cette mesure.

D'ailleurs, l'usage , les épreuves réitérées, l'expérience , suppléent ici au défaut des règles & des mesures exactes. Il n'y a qu'à tâter souvent le pouls à des personnes de tout âge , de tout sexe , de toute constitution , à des malades , à des gens qui se portent bien : cette opération réitérée à plusieurs re-

______

(1) La fréquence & la lenteur font une exception dont il sera parlé dans le chap, suivant.

A ij

prises, forme insensiblement la finesse du *tact* qui distingue le praticien de l'homme peu expérimenté.

On acquiert, par ce moyen, l'habitude de juger de l'état d'un pouls, pour ainsi dire, sans y penser, & quelquefois sans pouvoir bien exprimer les différences qu'on apperçoit. Cette difficulté caractérise même, en quelque manière, le tact exquis du praticien ; il ne consiste que dans la faculté de juger plus sainement & plus sûrement qu'on ne le fait ordinairement.

La disposition naturelle des organes , leur finesse , leur aptitude , contribuent infiniment à faire bien saisir les nuances qui différencient les pouls : mais il n'est pas impossible d'appercevoir ces nuances, sans cette finesse du tact ; ainsi les connoissances particulières que les médecins peuvent acquérir sur le pouls, doivent moins être attribuées à une délicatesse particulière de leur tact, qu'à leur expérience.

On n'est pas long-temps à appercevoir des différences bien marquées

entre le pouls naturel des enfans &
celui des vieillards. Ce font là les
deux premiers points fixes auxquels
ont peut rapporter toutes les efpèces
de pouls dont il eft bon de fe former
dans la mémoire, une lifte , pour
ainfi dire , graduée.

Le pouls naturel des vieillards eft
beaucoup plus *fort* , beaucoup plus
dilaté , beaucoup plus *dur* que celui
des enfans. Celui-ci eft beaucoup
plus *fréquent* que celui des vieillards ;
c'eft un fait connu , & même fufceptible de calcul ; c'eft-à-dire qu'on peut
mefurer, au moins à peu de chofe près,
l'excès de la fréquence du pouls des
enfans , fur celui des vieillards ; on
ne fauroit enfin confondre ces deux
efpèces de pouls.

Le pouls naturel des adultes bien
conftitués & qui jouiffent d'une très-
bonne fanté , fait une autre forte de
point fixe, qui fert à juger toutes les
autres efpèces : on y fent une *foupleffe*,
une *plénitude* médiocres : les pulfations font *faciles*, *libres* , bien *dif-
tinctes* , bien *égales* ; elles font *fortes*
fans être *brufques* , *fenfibles* fans trop

de *plénitude*, & sans trop de *molleffe*.

Ce pouls paroît *compofé* de celui des enfans & de celui des vieillards : il a l'*aifance* & la *foupleffe* du premier, fans en avoir la *précipitation* ; il a la *force* & la *plénitude* du pouls des vieillards, fans en avoir la *lenteur*, la *roideur*, la *féchereffe* : c'eft l'état parfait du pouls : celui des enfans ne demande qu'à s'*étendre*, il eft *vif*, il eft *preffé* ; celui des vieillards fe *durcit* & fe *refferre*, il s'*embarraffe*, il s'éteint.

Les pouls naturels des âges qui fe trouvent entre ces trois points fixes, fe reffemblent plus ou moins, à proportion qu'ils s'éloignent ou qu'ils s'approchent des deux termes entre lefquels ils fe trouvent : on monte par degrés, du pouls des enfans à celui des adultes, en paffant par tous les âges intermédiaires : le pouls des enfans fe *dilate*, fe *ralentit*, *acquiert* du *corps* & de l'*aifance*, jufqu'à ce qu'il foit parvenu à l'état de *maturité*, ou de *confiftance* du pouls de l'âge adulte ; celui-ci perd de fa *foupleffe*, de fa *vigueur*, de fa *liberté*, il fe *durcit* , à proportion qu'on approche de la vieilleffe.

Le pouls naturel des femmes eft, en général, plus *vif*, & plus approchant de celui des enfans & de la jeuneffe, que le pouls des hommes ; il a fes degrés particuliers, *fa jeuneffe, fon âge moyen, fa vieilleffe.*

En partant donc de quelques points fixes aifés à vérifier, fur la nature & les différences du pouls, on étend & on arrange fes connoiffances ; on apprend à mettre toutes les efpèces de pouls fous un point de vue où l'on peut les confidérer, les claffer, fuivant l'ordre de la nature , dans la *table* ou la *lifte* générale que l'efprit en fait pour fon ufage.

Les médecins les plus clairvoyans & les plus affurés fur ce genre de connoiffances, font ceux dont la tête eft la mieux fournie de toutes les images des différentes efpèces de pouls; ceux dans lefquels ces images font fi bien placées, fi bien arrangées, qu'il ne puiffe prefque pas y avoir de confufion, & que la mémoire leur préfente diftinctement l'idée de l'efpèce de pouls reſſemblant à celui qu'ils tâtent.

C'eſt au moyen de cette proviſion de faits , que les médecins s'entendent entre eux , & que lorſqu'ils avancent qu'un pouls eſt *dur* , *mou* , *fréquent* , *foible* , *&c.* ils ſous-entendent toujours l'état auquel ces dénominations doivent être comparées , ſans quoi elles n'auroient aucune ſignification.

C'eſt auſſi pour la même raiſon , & par l'effet de la netteté de ces idées , que les médecins dont le *tact* eſt bien exercé , ſe décident quelquefois ſur l'état du pouls , par une première ſenſation preſque machinale & ſouvent précieuſe : heureuſe ſorte d'enthouſiaſme dont les génies froids & pareſſeux ne ſont pas capables , & dont les connoiſſeurs ſentent ſeuls le prix.

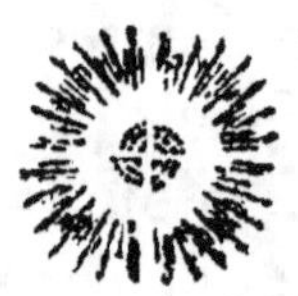

CHAPITRE II.

De la manière particulière dont les différentes espèces de pouls feront distinguées dans cet ouvrage.

DE tous les moyens propres à bien caractérifer les différentes efpèces de pouls, le moins fujet à tromper eft celui par lequel on peut peindre chaque pouls, de manière qu'un obfervateur n'ait pas befoin de fe rappeler un pouls qu'il a tâté autrefois, pour mettre celui qu'il tâte actuellement dans la claffe qui lui appartient.

Un exemple va fervir à éclaircir cette propofition. Il eft dit dans le chapitre précédent, que les dénomitations du pouls *grand*, *foible*, *mou*, *dur*, *plein*, *vide*, n'ayant qu'un fens vague & indéterminé, il faut que celui qui veut juger le pouls connoiffe une mefure commune à laquelle il puiffe comparer la *grandeur*, la *foibleffe*, la *dureté*; il doit donc avoir dans l'esprit la pièce ou le pouls de comparaison , auquel il puisse rapporter celui qu'il veut juger.

Il est aisé de comprendre que l'attention se partage entre ces deux objets , & que l'opération par laquelle l'ame met en parallèle le pouls *présent* avec un pouls *absent* , suppose un effort considérable : il peut arriver que la mémoire représentera foiblement l'image du pouls tâté autrefois , ou bien que le *tact* sera distrait de son objet actuel ; de - là doit naître', aisément , une très - grande confusion.

Au lieu que si les espèces de pouls sont déterminées de façon que pour en juger , un observateur puisse ne s'occuper que du pouls qu'il tâte actuellement , & qu'il soit assuré d'en découvrir les caractères distinctifs , sans être obligé de se rappeler les espèces de pouls auxquelles il faille les comparer, le *tact* & le jugement du pouls deviennent bien plus aisés & plus certains.

Or, quelques-uns des principaux caractères donnés au pouls , dans cet ouvrage , font précifément de nature à pouvoir être apperçus , fans s'occuper d'aucun autre pouls que de celui qu'on tâte.

En effet , l'*égalité* & l'*inégalité* des pulfations font deux principales fources d'où l'on tirera les différences des pouls : l'*égalité* des pulfations eft une chofe fort aifée à vérifier , ainfi que leur *inégalité :* les pulfations qu'il faut comparer fe fuivent immédiatement ; à peine a-t-on fenti l'une qu'on fent l'autre ; l'impreffion de la première eft à peine détruite dans le doigt , qu'il fent la feconde , qui produit un même effet , ou un effet différent ; d'où réfultent l'*égalité* & l'*inégalité.*

Elles doivent être encore confidérées d'une autre manière ; car les diftances ou les intervalles qui font entre les pulfations peuvent être *égaux* ou *inégaux* , ce qu'il n'eft pas difficile de fentir , à peu de chofe près ; ces diftances , ou ces intervalles fourniffent un nouveau moyen de juger de l'état du pouls , & ce moyen eft auffi fimple que le précédent.

On peut déja juger de l'avantage de cette méthode particulière fur la méthode générale, dont il eft parlé dans le chapitre précédent, à laquelle il fera néceffaire d'avoir quelquefois recours.

Il y a, par exemple, des pouls qui feront appelés *petits*, *ferrés*, *durs*, *pleins*, *dilatés*, *développés* ; c'eft comme fi on difoit qu'ils font plus *petits*, plus *pleins*, plus *mous*, plus *développés*, que dans l'état ordinaire ou naturel au fujet qu'on examine : il faudra donc être muni d'obfervations antérieures, qui donnent une idée de ces qualités naturelles du pouls; c'eft-à-dire, qu'on doit s'être exercé à tâter beaucoup de pouls, & furtout avoir été conduit dans fes effais par un bon praticien.

La *fréquence* du pouls, fa *célérité*, fa *viteffe*, peuvent être prifes pour la même modification, pour ne pas entrer dans bien des difputes qui ont partagé quelques auteurs fur la différence qu'il faut mettre entre la *célérité*, la *fréquence* & la *viteffe*.

Quoi qu'il en foit, la *fréquence* du

pouls peut être mesurée exactement;
& il est fort aisé de comparer la *fré-*
quence naturelle avec la *fréquence* contre nature, comme quelques médecins
l'ont déja entrepris.

Le nombre des pulsations s'estime
par le temps qu'on peut mesurer en
tâtant le pouls : on voit exactement
combien de fois un pouls bat pendant
une minute, pendant un quart-d'heure,
au moyen d'une montre ou d'une
sorte de pendule. Ce pendule n'est
qu'une balle de plomb suspendue à
un fil qu'on met en mouvement, &
dont les oscillations ou les vibrations
sont plus ou moins lentes, suivant
la longueur du fil, ou suivant la dis-
tance de la balle au point où le fil
est arrêté.

Chaque sujet, dit peut-être trop
scrupuleusement un auteur moderne,
pourroit, dans un besoin, avoir son
pendule à pouls, apprendre au médecin combien de fois son pouls bat
ordinairement dans une minute : le
médecin auroit donc le moyen de
juger bien exactement de la *fréquence*
du pouls contre nature; mais cette

méthode a des inconvéniens qui ne
font pas médiocres; le principal eft
de ne pouvoir indiquer *l'égalité* &
l'inégalité des pulfations & de leurs
intervalles.

D'ailleurs, il fera fouvent queftion
dans cet ouvrage, de la *fréquence*,
fans qu'elle foit prife pour un caractère diftinctif des différentes efpèces
de pouls : elle fera jugee & évaluée
à la manière des praticiens ordinaires ;
c'eft-à-dire, en comparant la *fréquence*
naturelle avec la *fréquence* contre nature, d'après les obfervations précédentes, & les notions acquifes par
l'expérience, fans montre, fans pendule à pouls.

Il eft à propos de remarquer, que
l'égalité & *l'inégalité* des pulfations
font des phénomènes auxquels prefque tous les médecins ont toujours
fait attention depuis Galien ; mais
ces deux modifications du pouls n'ont
pas été confidérées comme elles le
feront dans cet ouvrage.

Au refte quel que foit l'ufage qu'on
peut faire du pouls pour juger de la
nature & des évènemens des ma-

ladies, il ne faut pas penfer qu'on doive s'en tenir uniquemeut au pouls, pour porter ces jugemens ; il faut, à l'exemple de tous les médecins, raffembler, lorfqu'on juge de l'état d'une maladie, tous les fymptômes, & pefer toutes les circonftances : dans combien d'écueils ne tomberoit-on pas fans cette précaution ?

On peut trouver, par exemple, des perfonnes qui fe portent bien, & dont le pouls paroît *fort mauvais en foi ;* & il y a des malades prêts à entrer dans l'agonie, dans lefquels le pouls paroît *bon en foi :* ces cas, qui font affez rares, feront détaillés & mis à leur place.

CHAPITRE III.

Division générale du Pouls.

LE pouls *naturel & parfait des adultes*, indiqué & décrit dans le Chapitre I, est le point dont il faut partir pour se former une idée exacte de la division la plus générale du pouls.

Ce pouls est *égal, ses pulsations se ressemblent parfaitement, elles sont à des distances parfaitement égales ; il est mollet, souple, libre, point fréquent, point lent, vigoureux, sans paroître faire aucune sorte d'effort.*

Il semble que l'harmonie qui résulte de l'action de toutes les parties, forme & entretienne l'existence & la durée de ce pouls parfait : quelle que soit la manière dont les organes concourent aux mouvemens du cœur & des artères, il paroît certain que l'aisance de leurs fonctions, & les compressions ou les efforts gradués & ménagés qui en sont la suite, sont la vraie caufe de l'aifance & de la liberté du pouls : les vaiffeaux éclateroient, s'ils n'étoient pas contenus : s'ils font trop comprimés, les mouvemens du fang en fouffrent : la dilatation & la conftriction des artères ne font peut-être que l'effet du contre-balancement perpétuel de toutes les parties *fenfibles*.

Mais fi quelque partie fe dérange par quelque caufe que ce puiffe être, l'harmonie des mouvemens du corps eft troublée ; le pouls fe reffent de ce trouble : femblable au mouvement d'un vaiffeau qui fend la mer à pleines voiles, par un vent favorable, & qui eft aifément dérangé dans fa *courfe* par les changemens que le vent & les cordages peuvent faire dans l'effet des voiles ; le pouls eft de même troublé dans fa marche dès que quelque organe du corps fait un effort, une compreffion, un tiraillement extraordinaire.

Il eft enfin démontré par mille expériences trop aifées à faire, que le pouls fe dérange jufqu'à un certain point par la plus petite douleur, par

le moindre effort, par une paſſion
un peu vive.

Or le pouls naturel des adultes,
duquel il eſt queſtion, ſe dérange de
deux manières principales, ſur-tout
dans les maladies : le pouls, de *libre*,
dilaté, *ſouple*, *mollet*, & *d'aſſez plein*
qu'il étoit, *ſe reſſerre* ; il devient *fré-*
quent, *vif*, *dur*, *ſec*, *preſſé* ; *il ac-*
quiert des modifications ſemblables à
celles du pouls des enfans, quelquefois
ſans perdre ſon égalité ; ou bien il ſe
dilate, il devient plus *ſaillant*, *plein*,
fort, *fréquent* & *ſouvent inégal* ; voilà
donc deux changemens conſidérables
& preſque directement oppoſés : l'un
apprend à ſe former une idée de l'autre.

La première eſpèce de pouls ſera
appelée *pouls avec trop de ſenſibilité*,
pouls d'irritation, *nerveux*, *convulſif*,
non critique ; ce pouls n'annonce pas
d'excrétion critique, ce qui eſt démontré par l'expérience ; il eſt très-
ordinaire dans le commencement des
maladies, & ſur-tout dans les maladies *nerveuſes* ; il mérite d'être étu-
dié avec beaucoup de ſoin : un médecin prudent devient très-circonſ-

pect lorsqu'il le trouve, fachant bien, par son expérience, que ce pouls exclut toute crife favorable (1).

La deuxième efpèce de pouls fera appelée pouls *dilaté, développé, ra-molli, étendu, critique*, parce qu'il précède les évacuations critiques, furtout lorfqu'il fe montre avec des *inégalités*.

Ce pouls *développé* eft connu des médecins; il eft toujours d'affez bon augure, pourvu qu'il fe foutienne pendant un certain temps: fi fes pulfations font égales en tout, & par leurs diftances & par la force de l'artère, alors il n'annonce qu'une difpofition aux évacuations en général, & non point à quelque évacuation particulière; la révolution qu'on appelle *coction*, ou la préparation des humeurs qui feront la matière de l'excrétion critique, fe fait dans ce temps-là; mais l'organe par lequel l'excrétion va fe faire, n'eft pas déterminé.

Ce pouls ne demeure par long-temps dans cette indécifion, fur-tout dans

(1) Voyez le Chapitre XXIV.

les maladies qui parcourent promptement leurs temps ; à peine fe montre-t-il dans quelques-unes de ces maladies ; c'eft dans leur milieu , ou dans leur *état* qu'on l'apperço t ordinairement.

Il faut le regarder comme une condition néceffaire pour que la crife foit complette & heureufe : s'il arrive que les excrétions qui femblent critiques ne foient pas précédées du pouls *développé*, & , ce qui eft pire encore, qu'elles fe faffent avec le pouls d'*irritation*, alors il y a tout à craindre; c'eft le cas des *complications* qui feront examinées plus loin (1).

Toutes ces vérités feront étendues & éclaircies dans la fuite : l'hiftoire du pouls *développé* & *critique*, ou qui annonce des excrétions critiques, va précéder celle du pouls d'*irritation* ou *non critique*.

(1) V. les Chap. XXVII , XXVIII , &c.

CHAPITRE

CHAPITRE IV.

Division du Pouls développé ou critique.

HIPPOCRATE a indiqué dans ses Aphorismes (1) une division générale des maladies, dont les commentateurs ne paroissent point avoir senti l'importance & l'étendue : elles sont, dit-il, *au - dessus ou au-dessous du diaphragme.*

Hippocrate n'avoit d'autre modèle que la nature ; il ne la perdoit jamais de vue, & il savoit la suivre exactement ; il se trouve en effet que le diaphragme divise le corps en deux parties ; & qu'il résulte de cette division plusieurs effets très-remarquables ; les maladies de même genre ont dans leur marche des différences essentielles, selon qu'elles sont au-dessus ou au-dessous du diaphragme.

On trouvera en son lieu, dans la

______
(1) Aphor. 18, sect. 4.

ſuite de cet ouvrage, les remarques qu'il y a à faire au ſujet d'une autre diviſion du corps par ſon axe, qui le partage en deux moitiés latérales.

Il eſt à propos de jeter un coup d'œil ſur la manière dont la première de ces diviſions peut être juſtifiée aux yeux des anatomiſtes, relativement aux lois générales de la circulation.

Les troncs des gros vaiſſeaux ſanguins percent le diaphragme : les orifices ſont diſpoſés de manière que le cours du ſang ne ſauroit être entièrement ſuſpendu, & intercepté par les mouvemens de ce muſcle ſingulier ; mais eſt-il poſſible de démontrer à la rigueur, vu la manière dont l'aorte paſſe derrière le diaphragme, & dont elle eſt contenue entre ce muſcle & l'épine du dos, qu'aucun effort du diaphragme ne puiſſe influer ſur les mouvemens du ſang ?

Il ſeroit trop long de rapporter & de diſcuter ici tout ce qui regarde cette queſtion, qui eſt bien digne de l'attention des anatomiſtes, ainſi que l'examen du paſſage de la veine cave à travers le diaphragme, & ſon union, de même que celle de l'aorte, avec la plèvre & le péritoine.

Quoi qu'il en foit, fi, comme on l'a avancé dans le Chapitre III, toutes les parties influent fur l'action du cœur & des vaiffeaux fanguins, & par conféquent fur les mouvemens du pouls, les parties qui font dans des régions différentes, doivent produire des changemens différens ; ces changemens doivent avoir quelque reffemblance entre eux, lorfqu'ils font l'effet de l'action des parties qui fe trouvent dans la même région, fous la direction & dans le *département* des nerfs qui viennent des mêmes plexus.

Il fuit de cette remarque, que l'action des organes du bas-ventre doit opérer fur le pouls une modification particulière ; celle des organes de la poitrine, une autre ; ainfi que celle des organes de la tête.

On ne s'attend pas à trouver ici des expofitions anatomiques, non plus que des difcuffions de théorie ; d'autant plus que tout ce qui peut réfulter des différences de l'action des nerfs fur le mouvement du cœur &

fur celui des vaiffeaux fanguins, eft
affez connu en général, pour qu'il
foit aifé d'en faire quelque application aux efforts refpectifs des parties
organiques.

Mais l'obfervation, qui eft la principale bouffole à confulter, démontre
qu'il y a une différence marquée entre
les pouls des maladies dans lefquelles
les évacuations critiques fe font par
les organes fitués au-deffus du diaphragme, & celui des maladies dont les
excrétions fe font par les organes fitués au-deffous du diaphragme ; il n'y
a qu'à voir des malades pour vérifier
ce fait, que les obfervations rapportées dans cet ouvrage mettront dans
tout fon jour.

On peut, ce femble, appeler l'un
de ces pouls *fupérieur*, puifqu'il paroît principalement déterminé ou ré-
gi par l'action des parties fupérieures
au diaphragme ; & l'autre *inférieur*,
puifqu'il paroît dépendre des efforts
des parties inférieures : ils ont chacun
leur caractère particulier & très-re-
connoiffable, comme on va le voir
dans les chapitres fuivans.

CHAPITRE V.

Du Pouls supérieur, & de ses différentes espèces.

LE pouls *supérieur* indique l'embarras des organes situés au-dessus du diaphragme ; il précède l'excrétion *critique* de ces organes. Cette espèce de pouls a ses caractères particuliers très-distinctifs, du moins lorsqu'il est bien décidé *supérieur.*

Il est toujours remarquable *par une reduplication précipitée dans les pulsations des artères ; cette reduplication qui le constitue essentiellement, ne paroît être que le fonds d'une seule pulsation partagée en deux temps ou en deux pulsations ; elle est sujette à laisser de temps en temps des intervalles ; ces intervalles sont plus ou moins longs, ou plus ou moins fréquens, selon la nature ou le degré de la maladie.*

Cette dilatation qui se fait en deux temps ou par un double effort, paroît assez comparable à l'effet d'un piston qui pousseroit une liqueur dans un cylindre élastique, de manière que le second jet de la liqueur n'attendît pas que le premier se fût répandu dans le vaisseau.

Ce qui caractérise donc le pouls *supérieur, n'est que la dilatation qui devroit se faire naturellement en un temps, qui cependant se fait en deux temps ou par deux efforts sensibles, & qui succède à une contraction naturelle de l'artère.*

On peut compter trois espèces de pouls *supérieur critique;* la première est celle qui annonce, qui suit, ou qui accompagne les excrétions de la poitrine; & par cette raison il ne paroît guère possible de la mieux désigner que par la dénomination de *pouls pectoral.*

La deuxième espèce est le pouls *guttural;* celui qu'on trouve, par exemple, à la fin de la plupart des maux de gorge ordinaires & simples, & qui est suivi de crachats qui viennent des glandes de la gorge.

La troisième espèce de pouls *supérieur* est le *nazal,* qui précède les excrétions qui se font par le nez ; cette troisième espèce est sujette à des variations qui sembleroient former une quatrième espèce , lorsque toutes les parties de la tête participent à l'effort excrétoire , comme on le verra dans son lieu.

Il s'agit à présent de bien décrire le pouls *pectoral* , le *guttural* & le *capital* ; ces différentes espèces de pouls sont quelquefois seules , c'est lorsque l'excrétion se fait par un organe seulement : dans ces cas-là , le pouls sera nommé *simple* ; le pouls *compliqué*, sera celui qui se rencontre lorsque l'excrétion critique se fait assez librement par deux ou plusieurs organes ; on pourroit appeler cette espèce de pouls *composé* ; & nommer *compliqué* celui qu'on observe dans les cas où l'effort critique se trouve interrompu ou contrarié , par un état d'*irritation* qui s'oppose au progrès de la crise (1).

Dans quelque état que se trouvent ces différentes espèces de pouls *supé-*

______

(1) Voyez les Chapitres XVII & XXIV.

rieur, elles confervent toujours un caractère général qui les fixe dans leur claffe. Tout cela fera établi & décrit exactement dans les obfervations détaillées aux chapitres fuivans.

Il fera d'abord queftion des pouls *fimples*, pour paffer enfuite aux *compofés* & aux *compliqués*; c'eft l'ordre le plus facile & le plus naturel; mais tel eft l'enchaînement de ces matières, que l'intelligence complette de l'une dépend toujours de celle de l'autre; il faut donc les examiner toutes avec le même fcrupule & la même attention, & fur-tout ne pas trop s'arrêter à des difficultés qu'on croiroit d'abord pouvoir fe faire.

CHAPITRE VI.

Du Pouls des excrétions critiques de la poitrine, ou pectoral simple.

CE pouls est important à connoî-tre & fort commun, parce que les excrétions de la poitrine sont très-fréquentes, & que ces excrétions doivent être ménagées avec plus de précaution que toutes les autres.

Le pouls *pectoral simple* annonce l'excrétion critique de la poitrine ; il accompagne toujours cette excré-tion lorsqu'elle est complette & bien critique, c'est-à-dire, qu'elle n'est dérangée par aucune autre excrétion qui fasse plus d'impression sur le pouls, ou par quelque autre modification dont il peut être susceptible : le pouls *pectoral* ne cesse pas toujours, quoi-que l'excrétion soit déja faite ; & c'est alors, ordinairement, une mar-que que cette excrétion n'est pas complette ; c'est ce qu'il a de commun avec les autres pouls critiques.

Ces diverſes circonſtances du pouls *pectoral*, paroiſſent former trois états particuliers , qui dans le fonds ne diffèrent entre eux que par le plus ou le moins de facilité de l'effort critique ; ces différences ſont aſſez aiſées à comprendre & à obſerver , pour qu'il ſoit néceſſaire d'en faire un examen plus particulier. Le point principal eſt de bien différencier le pouls *pectoral* d'avec les autres eſpèces de pouls *critiques*.

S'il en eſt quelqu'un avec lequel on puiſſe le confondre , c'eſt le pouls *guttural* , & enſuite le *nazal ;* mais cette mépriſe ne ſeroit pas d'une grande conſéquence , elle pourroit être plus dangereuſe ſi elle ſe faiſoit avec les pouls *inferieurs ;* ce qui ne peut, ordinairement , arriver que par un défaut d'attention de la part de l'obſervateur.

Les caractères diſtinctifs & invariables du pouls *pectoral ſimple* & bien *déclaré* , ſont les ſuivans ; il eſt *mou, plein , dilaté, ſes pulſations ſont égales ; on ſent dans chacune une eſpèce d'ondulation*, *c'eſt-à-dire que la dila-tation de l'artère ſe fait en deux fois* ; mais avec une aiſance, une molleſſe & *une douce force d'oſcillations* qui ne permettent pas de confondre cette eſpèce de pouls avec les autres.

Il s'agit à préſent de conſtater ces caractères par les obſervations qui les ont fait connoître ; on ſe contentera dans les obſervations où l'on n'aura pour objet que d'expoſer les carac-tères diſtinctifs des pouls *ſimples*, de rapporter ſeulement les détails qui prouveront l'exiſtence de ces pouls *ſimples* ; & ce ne ſera qu'après avoir parlé des pouls *compliqués*, qu'on pla-cera des obſervations propres à faire juger des avantages ou des inconvé-niens des différentes méthodes de traitement.

OBSERVATION I.

Une jeune fille naturellement bien conſtituée, qui étoit vers le onzième jour d'une fièvre continue avec des redoublemens, étoit dans l'uſage du quinquina à petite doſe, & on avoit fait précéder les remèdes convenables à la maladie ; c'eſt dans ce temps-là que je fus appelé pour la première fois ; ayant trouvé le pouls *pectoral* aſſez déclaré, je fus d'avis de ſupprimer l'uſage du quinquina.

On m'objecta qu'il n'y avoit ni toux, ni point de côté, ni difficulté de reſpirer : le pouls tâté à pluſieurs repriſes, m'ayant toujours paru déciſivement *pectoral*, c'eſt-à-dire, *mou, plein, fréquent, redoublé, ſe ſoutenant dans cet état*, je perſiſtai dans mon avis, & j'annonçai que bientôt (1) la malade cracheroit des matières *cuites* & comme purulentes, ce qui termineroit la maladie.

Deux jours après, c'étoit vers le quatorzième jour de la maladie, la malade eut une extinction de voix qui dura trois jours, elle touſſa beaucoup & cracha fort abondamment ; la maladie fut terminée vers le vingt.

______

(1) On trouvera dans la ſuite de cet ouvrage, des remarques au ſujet du temps auquel doivent arriver les excrétions annoncées par le pouls.

OBSERVATION II.

Fièvre continue avec des redoublemens dans un jeune homme affez
bien conftitué ; plufieurs faignées &
purgations qui paroiffoient avoir été
placées à propos, n'avoient apporté
aucun changement notable ; le pouls
avoit été *convulfif* & *non critique*
pendant les treize premiers jours ; il
fe *développa* vers le quatorzième, &
devint *pectoral* ; le ventre fe bouffit
un peu ; des évacuations produites
par des apozèmes purgatifs fe fup-
primèrent.

J'annonçai que la maladie fe termineroit par des crachats peut-être
purulens : trois jeunes médecins té-
moins de ce pronoftic, déclarèrent
qu'ils en doutoient beaucoup, parce
qu'il n'y avoit point de toux, & que
rien n'indiquoit que la poitrine fût en-
gagée. Trois jours fe passèrent fans
prefque aucune évacuation du ventre,
& avec peu d'urines ; le pouls demeura *pectoral* quoiqu'avec de fréquentes
interruptions, mais légères ; vers le

dix-huitième jour de la maladie, il
survint une toux violente, les crachats furent très-abondans & un peu
suspects pendant plusieurs jours : la
maladie fut terminée, quoique imparfaitement.

OBSERVATION III.

Le pouls étant *plein*, *mou*, *redou-*
blé, *point trop fréquent*, & par conséquent *pectoral* dès le quatrième jour
d'une fièvre légère dans un sujet de
moyen âge, je jugeai que la crise ne
tarderoit pas à se faire par les crachats ; ils viennent en assez grande
quantité dès le sixième jour; ils sont
cuits, quoiqu'un peu sanguinolens;
le pouls se soutient *pectoral*, quoique
souvent *compliqué* avec le pouls *infé-*
rieur jusqu'au dixième jour ; alors il
devient *inférieur* décidé ; la bile coule
abondamment, & le malade entre en
convalescence.

OBSERVATION IV.

Fluxion catarrheuse avec fièvre,

& toux affez vive dans un vieillard : le pouls est *convulsif* & *non critique* pendant les quatre premiers jours ; alors il se *développe*, il *s'étend*, il se *ramollit*, il *devient redoublé avec une égalité & une plénitude marquées*, il est *pectoral* : j'annonçai les crachats qui furent très-abondans, *muqueux* & presque puriformes, à commencer du cinquième & sixième jour jusque vers le onzième ; le ventre fut resserré pendant ce temps-là ; le pouls cessa d'être *pectoral*, le ventre devint libre, & la maladie fut terminée.

OBSERVATION V.

Fluxion de poitrine avec crachement de sang au cinquième jour, dans un homme de moyen âge ; des symptômes effrayans dans le sixième ; du septième au huitième le pouls devient *pectoral* ; les crachats viennent ensuite fort épais, abondans, & ils sont rendus avec aisance ; le pouls cesse d'être *pectoral*, le ventre s'ouvre, les évacuations sont abondantes, les crachats semblent épuisés ; mais le pouls se relevant de nouveau, se *développant* davantage, & redevenant *pectoral*, ce qui arrive dans l'intervalle du quatorzième jour au vingtième, les crachats reparoissent, & la maladie se termine par là.

On pourroit rapporter beaucoup d'observations pareilles à celles-ci, & faites dans des sujets de différens âges & de différentes complexions, par lesquelles on verroit que de pareils changemens du pouls ont été le symptôme le plus fixe : il est même essentiel de remarquer, que cette marche du pouls s'est non-seulement soutenue dans des sujets différens d'âge & de complexion, mais même avec différentes méthodes de traitement, lorsque ces méthodes n'ont pas été trop actives.

OBSERVATION VI.

Le pouls est bien évidemment *pectoral, plein, redoublé, mou, égal & ondulant avec liberté*, du dixième au onzième jour d'une fièvre continue; les crachats, qu'on avoit jugé devoir àrriver vers le quatorzième, arrivent en effet ; ils font épais, cuits, abondans, & ils terminent la maladie.

OBSERVATION VII.

Une femme dont les vidanges alloient très-bien, trois jours après fes couches, avoit le pouls *inférieur*, comme cela eft affez ordinaire (1) ; les vidanges s'arrêtèrent, le pouls devint, quelque temps après, *redoublé dans chaque pulfation, fouple, plein, égal*, c'eft-à-dire *pectoral* ; la malade cracha du onzième au quatorzième jour une prodigieufe quantité d'humeurs glaireufes, comme purulentes, & fa poitrine refta long-temps affectée : le pouls eut quelque chofe de *pectoral* jufqu'à ce que les règles s'étant bien décidées, il redevint *inférieur*, & la maladie fut terminée.

OBSERVATION VIII.

Deux malades qui ont craché des vomiques, ont eu conftamment pen-

(1) Voyez Chapitre XII.

dant le cours de leurs maladies, le pouls *redoublé*, *plein*, *pectoral*, mais avec une *dureté* confidérable; on voit bien que cette dureté a dû être la fuite de l'état d'*irritation* effentielle à de pareilles maladies. (Voyez les chapitres des pouls *compliqués*).

OBSERVATION IX.

Le pouls *pectoral* pendant plufieurs jours dans des maladies graves, & dans des complexions & des âges différens; il arrive vers le onzième ou vers le quatorzième jour, que ce pouls fe *complique* avec le pouls d'irritation; les crachats mal conditionnés viennent quelquefois abondamment du vingt au vingt-cinq ou environ, mais les malades font morts après cette expectoration: ces exemples malheureufement ne font pas rares, & font allégués ici pour prouver que les crachats font prefque toujours précédés du pouls *pectoral*.

OBSERVATION X.

Un enfant auquel on avoit fait l'opération de la taille , & dont le pouls fut d'abord *convulfif* , comme cela eft ordinaire , eut , vers le fixième jour de l'opération , le pouls *dilaté, redoublé , pectoral* ; il cracha les jours fuivans beaucoup de matières épaiffes, & il guérit : au lieu qu'un adulte qui avoit auffi fouffert l'opération de la taille , & dont le pouls devint *pectoral* , mais *compliqué* avec un pouls très-*convulfif* , mourut en crachant des matières purulentes.

OBSERVATION XI.

Un foldat reçut un coup d'épée qui lui bleffa le poumon droit ; le pouls fut , pendant quelque temps , dans l'état d'*irritation* , il fe *ramollit*, enfuite il devint *plein , redoublé, comme ondulant* ; il fut *pectoral* décidé , & les crachats, qui avoient été fanguinolens pendant les premiers temps , furent bien liés & bien cuits ;

le pouls redevint *convulſif*, les crachats furent purulens, & le malade
mourut vers le trentième jour.

OBSERVATION XII.

Un hydropique dans lequel tout le
tiſſu cellulaire étoit engorgé, ſans
qu'il y eût des ſignes d'épanchement
dans aucune des cavités, avoit le pouls
vif, *petit*, *fréquent*, *peu régulier*, c'eſt-
à-dire *convulſif*; le malade eut un
point de côté & cracha du ſang; le
pouls ſe *développa*, devint *pectoral*,
& fut ſuivi de l'expectoration d'une
grande quantité de matières muqueuſes, puriformes; le malade mourut
long-temps après, hydropique de poitrine.

OBSERVATION XIII.

Le pouls eſt tâté à différentes repriſes à plus de trente malades, devant des perſonnes curieuſes de vérifier l'exiſtence du pouls *pectoral*;
ces malades ſont la plupart vers la
fin de la maladie, du quatorze au

vingt-cinq; leur pouls est bien *pectoral,
plein , moëlleux, redoublé avec souplès-
se , aisé* ou *libre* dans ses mouvemens,
constant, égal dans toutes ses pulsations;
leurs crachoires sont pleins de matière
grasse, cuite, comme purulente; la plupart de ces malades ont le ventre serré.

Les observations qu'on vient de
lire , suffisent pour établir l'existence
& le caractère distinctif du pouls
pectoral; on voit comment ce pouls ,
lorsqu'il est bien déclaré, est constamment suivi de l'excrétion des crachats : mais il est bon de remarquer
qu'il ne faut pas s'attendre à trouver
ces espèces d'observations les mêmes
dans toutes leurs circonstances que
celles qu'on vient de rapporter.

D'ailleurs, on ne sauroit espérer de
saisir exactement toutes ces circonstances dans les premières tentatives
qu'on fera de cette manière d'observer ; ce n'est qu'après s'en être formé
l'habitude qu'on parvient à distinguer
heureusement les cas *simples* & les
compliqués, ainsi que toutes les nuances ou les différences qui seront expo-
sées dans cet ouvrage.

CHAPITRE VII.

Du Pouls des excrétions critiques de la gorge, ou guttural simple. .

LE pouls *guttural simple*, ou qui n'annonce simplement que les excrétions des glandes de la gorge, est assez rare ; il est fort ordinaire de trouver ce pouls *compliqué* avec le pouls d'*irritation*, ou combiné avec le *pectoral*, ou le *nazal* ; examinons d'abord le pouls *guttural simple*.

Ce pouls est *développé*, comme le *pectoral* ; qualité essentielle, ainsi qu'on l'a déja remarqué, à toute sorte de pouls bien *critique ; il tient évidemment de la disposition qui caractérise le pouls supérieur, c'est-à-dire qu'il est fort, avec un redoublement dans chaque battement ; il est moins mou, moins plein, souvent plus fréquent que le pouls pectoral ; il paroît être intermédiaire entre le pouls pectoral décrit dans le chapitre précédent, & le nazal qui sera décrit dans le chapitre suivant;*

il faut donc pour connoître ce pouls avoir une idée exacte du pouls *pectoral* & du *nazal* ; il tient de l'un & de l'autre de ces deux pouls ; & il se trouve souvent si confondu avec eux, qu'il est difficile de le distinguer d'abord ; mais on verra dans la suite, que cette méprise seroit de petite conséquence.

Au reste, les qualités moyennes du pouls *guttural* entre celles du *pectoral* & du *nazal*, peuvent être naturellement déduites de la position de la gorge entre le nez & les poumons.

OBSERVATION XIV.

Un homme qui avoit la mâchoire inférieure très-petite & très-reculée, étoit sujet à des maux de gorge, & en avoit déja eu, à l'âge de trente ans, neuf attaques avec fièvre, gonflement des amygdales, &c. Son pouls étoit, au commencement d'une de ces attaques, très-*vif*, très-*petit*, *serré*, *dur* ; il se *ramollit* & se *développa un peu* vers le quatrième jour ; les glandes de la gorge devinrent alors pro-

digieuſement gonflées , & vers le
ſixième le pouls devint *redonblé* , *à
peu près comme le pectoral* , *mais il
étoit moins ſouple* , *moins libre* , *les
redoublemens de l'artère étoient moins
égaux* , *plus durs* , *plus ſecs* , *& les
battemens plus fréquens qu'ils ne le
ſont ordinairement dans le pouls pectoral* ; le malade cracha du neuf au
douze une quantité prodigieuſe de
mucoſité un peu *puriforme* , qui paroiſſoit évidemment ſortir des glandes de la gorge ; la maladie ſe termina par cette évacuation.

—

OBSERVATION XV.

Une perſonne qui avoit un goî-
tre aſſez conſidérable, avec un gonflement habituel de toutes les glandes de la gorge , étoit fort ſujette ,
dans tous les changemens de temps ,
à des maux de gorge violens ; le pouls
étoit *tendu* , *ſec* , *& aſſez dur* dans les
commencemens de la fièvre qui ac-
compagnoit toujours ces ſortes de pa-
roxyſmes , avec une inflammation de
tous les corps glanduleux de l'arrière-
bouche. Lorſque

Lorsque la fièvre étoit dans ses derniers temps, le malade rendoit une grande quantité de matière *muqueuse, glaireuse & presque purulente*, & les glandes de la gorge se dégorgeoient considérablement ; le pouls étoit constamment, pendant le temps de cette excrétion & deux ou trois jours avant, *dilaté, vif, redoublé, avec quelque chose d'aigu dans les pulsations* ; le malade avoit lui-même remarqué que lorsque les évacuations des glaires ne se faisoient pas avec aisance, la chaleur & la fièvre augmentoient, & il y avoit un saignement de nez plus ou moins abondant ; on en trouvera la raison dans le chapitre suivant.

OBSERVATION XVI.

Une fille âgée de quarante ans, qui étoit au point de perdre ses règles, eut un mal de gorge dans lequel les amygdales furent extrêmement prises ; il en sortit dans les derniers temps de la maladie beaucoup de petits paquets de matières comme purulentes ; le pouls étoit *vif, concentré & fréquent*

Tome I. C

dans le commencement de la maladie ; il se *dilata* beaucoup vers le sixième jour, il *devint redoublé avec une vivacité remarquable* ; & depuis ce jour jusqu'au onze, les excrétions de la gorge furent très-abondantes ; il ne sortit que quelques gouttes de sang du nez, & un peu de mucosité ou de matières *cuites*, vers la terminaison de la maladie.

OBSERVATION XVII.

Une angine se termine par la suppuration dans les glandes amygdales ; le pouls est, sur la fin de la maladie, *dilaté, fréquent, redoublé, & le second coup de l'artère dans chacune des pulsations doubles, est notablement plus aigu que le précédent.*

Un malade auquel on a percé un dépôt dans une des amygdales depuis deux jours, a le pouls *vif & convulsif* ; il y a des *redoublemens évidens* dans les pulsations ; il sort beaucoup de matières de l'ouverture qui a été faite dans le corps de l'amygdale ; ce pouls continue jusqu'au déclin de la fuppuration. On fera voir , en traitant du pouls propre à la fuppuration , quelles font les qualités qui le caractérifent.

OBSERVATION XVIII.

Gonflement confidérable d'une des glandes maxillaires & de l'amygdale du même côté, accompagné de fièvre avec un pouls qui eft d'abord *convulfif*, & qui vers le feptième jour de la maladie devient *dur , plein , légèrement redoublé* , à proportion qu'il fe fait une évacuation confidérable de mucofité par la gorge , & que les glandes affectées reviennent dans leur état naturel.

OBSERVATION XIX.

Fièvre putride maligne, fur la fin de laquelle le pouls devient *plein, affez dur , redoublé avec une viteffe remarquable, & faifant fur le doigt* l'impreffion d'une forte de *pulfation aiguë;* ce pouls fut fuivi d'une excrétion abondante de crachats qui paroiſſoient venir de la gorge.

On l'a déja dit au commencement de ce chapitre , le pouls *guttural simple* eſt aſſez rare ; il eſt pour l'ordinaire combiné avec le pouls *pectoral* & le *nazal ;* ce pouls de la gorge eſt auſſi ſouvent *compliqué* avec le pouls d'*irritation.* Voyez les Chapitres XXIII , XXIV , &c.

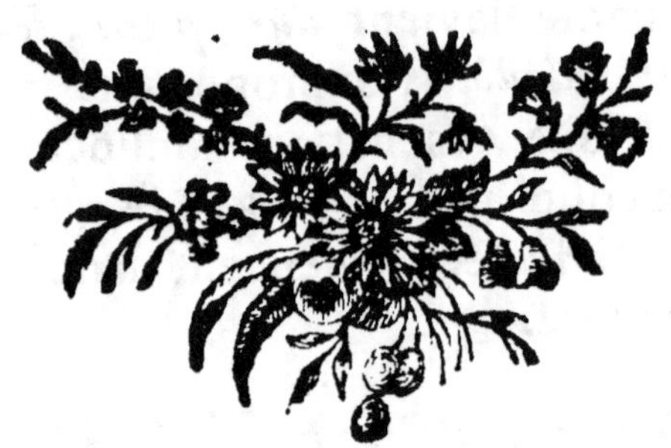

CHAPITRE VIII.

Du Pouls des excrétions du nez, ou nazal simple.

LE pouls *nazal simple* eſt celui qui indique que les humeurs ſont portées à la tête, principalement vers les émonctoires & les vaiſſeaux du nez, qui ſont les voies ordinaires des excrétions de la tête.

Or, comme les évacuations du nez ſont communément auſſi pituiteuſes ou *muqueuſes* que ſanguinolentes, il arrive ſouvent que le pouls *nazal* indique une évacuation pituiteuſe : d'ailleurs, l'excrétion du nez étant la plus commune de toutes celles de la tête, il ſuit que le pouls du nez ou *nazal*, pourroit être pris pour le pouls qui indique d'abord des humeurs du côté de la tête.

Ce pouls a, vraiſemblablement, ſes eſpèces particulières, & chaque eſpèce ſes ſignes caractériſtiques ; mais il n'eſt queſtion ici que du pouls *nazal simple* , comme le plus ordinaire.

Il eſt bon de remarquer d'avance, par rapport au pouls *nazal* , que quoi-qu'il ſoit appelé *ſimple* , il eſt néan-moins preſque toujours *compliqué* avec le pouls *d'irritation ;* auſſi eſt-il rare que l'excrétion du ſang par les narines ſoit bien critique & termine une maladie ; elle eſt , le plus ſou-vent , ſymptomatique , & ne juge qu'imparfaitement.

Cependant Hippocrate dit , « que » ceux qui ayant des fièvres aiguës, » ont eu un flux abondant & copieux » de ſang par le nez , ſont tous échap-» pés , & il n'en eſt mort aucun en » cette conſtitution. La fille de La-» riſſea , qui avoit une fièvre ardente, » fut parfaitement jugée au ſixième » jour (quoique ce jour ſoit mauvais » en ſoi) par une abondante hémor-» ragie du nez , & reſta ſans fièvre. » Methon fut jugé à la ſanté , le cin-» quième jour , par un flux de ſang de » la narine gauche. »

Quoi qu'il en ſoit , voici les ca-ractères du pouls *nazal : il eſt redou-*

blé ainsi que le pouls guttural , mais il est plus plein , plus dur ; il a beaucoup plus de force & de célérité.

Solano appelle ce pouls *dicrotus ,* après les anciens ; (terme qui a été rendu en françois par celui de *rebondissant*) il regarde ce pouls *dicrotus , comme un signe certain d'une hémorragie critique par le nez ;* mais des observations faites avec plus de soin , démontrent que ce pouls n'est pas toujours suivi d'hémorragie , & que cette hémorragie , lorsqu'elle survient , n'est pas toujours critique : voici les principales remarques qu'il y ait à faire sur cette espèce de pouls.

Premièrement , si le pouls est *dur, plein, rebondissant avec vivacité ,* & qu'il se soutienne un certain temps dans cet état , il sera presque toujours suivi du saignement de nez , sur‑tout si on ne fait point de remèdes qui soient quelquefois capables d'interrompre ou de détourner cet effort : cette espèce de pouls , presque toujours accompagné d'un degré considérable *d'irritation,* ne sauroit , par cette raifon , être auffi fouvent *criti-que* que Solano l'a prétendu.

En fecond lieu, le pouls *moins dur, moins plein , & rebondiffant avec beau-coup moins de véhémence & de conftan-ce* , eft une deuxième efpèce de pouls *nazal* qui paroît être plus *critique*, plus *excréteur* que le précédent ; il an-nonce une excrétion comme puru-lente , *muqueufe* ou pituiteufe par les narines ; cette excrétion eft plus natu-relle, & paroît être plus fûrement *criti-que* que le faignement de nez : les ob-fervations fuivantes feront voir que l'excrétion *muqueufe* des narines arrive plus fouvent vers la fin des maladies, au lieu que le faignement de nez ar-rive fouvent au commencement ; ce qui prouve que la première évacua-tion eft *critique* , & que l'autre n'eft en partie que *fymptomatique*.

Troifièmement, lorfque les évacua-tions critiques ou fymptomatiques annoncées par le pouls *nazal* ne peu-vent point s'exécuter, par un défaut de difpofition dans l'organe , ou d'une détermination convenable de la part de l'effort critique, il arrive des délires, des affections foporeufes, des éryfipèles au vifage, des faignemens d'oreilles, des ophtalmies : ces évènemens font déterminés par une fi prompte révolution dans la marche de l'effort critique, qu'à peine peut-on faifir les changemens que cette révolution doit produire dans les caractères du pouls *nazal*.

On a pourtant remarqué que les évacuations indiquées par le pouls *nazal* étant interrompues par des caufes propres à produire l'éryfipèle du vifage, ou à déterminer le faignement des oreilles, le pouls *nazal*, pendant ce temps-là, ne perd prefque point fon caractère ordinaire ; au lieu que dans les affections foporeufes qui y fuccèdent, il ceffe tout d'un coup d'être *nazal*, & devient *convulfif* & *non-critique*, comme dans les commencemens des maladies graves, fur-tout d'efpèce *nerveufe*, & dans leurs funeftes terminaifons (1).

(1) On trouvera dans les Chapitres XIV & XXI beaucoup de chofes qui ont du rapport au chapitre préfent.

C v

Venons aux obſervations qui démontrent l'exiſtence de ces trois principales eſpèces de pouls *nazal.*

Le Pouls nazal ſimple *ſuivi , pour l'ordinaire , du ſaignement de nez.*

OBSERVATION XX.

Un jeune homme d'une conſtitution robuſte , paroiſſant être à peu
près dans ſon état ordinaire de ſanté ,
me demanda de lui tâter le pouls ;
l'ayant trouvé *nazal* bien déclaré , je
dis que s'il étoit dans un état de
maladie , je le croirois au moment
d'avoir un ſaignement de nez : il me
répondit avec un air d'étonnement ,
qu'il avoit ſaigné du nez la veille ,
& ce jour-là même.

OBSERVATION XXI.

Un jeune homme de forte complexion , eſt ſujet preſque tous les
mois à des ſaignemens de nez très-
abondans : il ſent cette évacuation ſe
préparer deux ou trois jours avant

qu'elle n'arrive ; la tête devient lour-
de , le visage rougit considérablement : je lui ai tâté plusieurs fois le
pouls dans ces circonstances, & en
différens temps ; je l'ai trouvé *plein ,
dur, vigoureux , rebondissant avec effort
presque à chaque pulsation ;* bien clairement *nazal ;* l'hémorragie du nez
annoncée n'a jamais manqué d'arriver ; lorsqu'elle cesse, le pouls devient *égal , souple ,* conservant cependant une sorte de pente au *rebondissement.*

OBSERVATION XXII.

Une fille âgée de dix-neuf ans, qui
paroît très-bien constituée , n'a jamais eu ses règles ; elle est sujette
presque chaque mois à un saignement de nez abondant ; il est précédé
d'un abattement général , à quoi se
joint un *violent rebondissement* du
pouls qui devient toujours *dur, plein ,
fréquent,* plus ou moins *redoublé* dans
les différentes pulsations : ayant trouvé le pouls dans cet état , j'annonçai
que vraisemblement dans trois ou
C v

quatre jours il y auroit un faignement de nez, ce dont la fille ne fut point étonnée, parce qu'elle y étoit fujette; ce faignement arriva en effet au troifième jour. Cette fille a defiré d'apprendre à connoître l'état du pouls qui annonce l'hémorragie, & elle y a très-bien réuffi.

OBSERVATION XXIII.

Fièvre continue fans redoublemens bien marqués : le pouls eft *fréquent*, *ferré*, *égal*, pendant les quatre premiers jours : du quatrième au fixième le pouls fe *dilate*, il devient *plein* & *fouple* ; il eft vers le feptième *dur*, *fréquent*, *vigoureux*, *rebondiffant à peu près de trois en trois pulfations* ; j'annonçai le faignement de nez pour le neuvième ou le onzième jour de la maladie : le pouls eft *rebondiffant* jufqu'au neuf ; depuis ce jour là jufque vers le quatorzième, il y a un faignement de nez qui a paru à plufieurs reprifes : vers le vingt le pouls redevient à peu près naturel, & le malade entre en convalefcence,

OBSERVATION XXIV.

Fièvre continue avec des redou-blemens , fans friffon : le pouls eft refté , malgré les remèdes ordinaires , *indécis , ferré , convulfif , fréquent* , jufque vers le onzième jour de la maladie ; alors le pouls devient *re-bondiffant* à peu près à chaque fep-tième ou huitième pulfation : j'an-nonçai le faignement de nez , fans ofer me hafarder à déterminer le jour. Le *rebondiffement* fut plus manifefte & prefque à chaque pulfation au trei-zième ; il fortit quelques gouttes de fang du nez au quatorzième : le *re-bondiffement* fut encore plus marqué au quinzième ; au feizième l'hémor-ragie du nez fut plus confidérable ; au dix-huitième le *rebondiffement* de-vint continuel , & le fang fe mit à cou-ler par petites gouttes fans difconti-nuer jufqu'au vingtième ; du vingt au vingt-cinq le *rebondiffement* du pouls reparut , & fût fuivi à peu près de la même efpèce de faignement de nez ; du vingt-cinq au trente le pouls revint dans son état naturel , & le malade parut entrer en convalescence.

OBSERVATION XXV.

Un jeune homme âgé de vingt-cinq ans ou environ , qui n'a point de luette , & dont le voile du palais est très-repoussé vers les orifices de l'arrière-narine , est fort sujet à l'enchifrenement , & aux excrétions muqueuses du nez ; le sang paroît souvent se porter à la tête : le pouls est naturellement *fréquent , plein , assez fort , tendant au rebondissement* : la fièvre le prit , le pouls devint bientôt très-*redoublé presque à chaque pulsation* ; vers le cinquième jour il devint *très - dur* & *très-fort* , j'annonçai que le saignement de nez viendroit incessamment ; il arriva en effet du six au sept , & très-abondamment.

OBSERVATION XXVI.

Erysipèle au visage dans une fille : le pouls est *dur , fréquent , vigoureux , rebondissant* presque à chaque pulsation, au quatrième jour de la maladie : le pouls étant dans cet état, je présumai que malgré l'érysipèle il falloit s'attendre à un saignement de nez ; il arriva en effet fort abondamment, & à plusieurs reprises, du neuf au onze ; la malade entra en convalescence dès le treizième jour, l'érysipèle ayant parcouru tous ses temps.

OBSERVATION XXVII.

Un homme tomba d'un lieu élevé : il eut une contusion considérable à la tête, & un côté du visage fort meurtri : le pouls devint, trois jours après la chute, *dur, tendu, redoublé presque à chaque pulsation* ; il se soutint dans cet état malgré trois saignées, deux du bras, une du pied ; il survint vers le septième jour de la chute un saignement de nez qui dura plusieurs jours à diverses reprises ; les accidens diminuèrent à proportion, & le pouls redevint dans son état naturel. Voyez les Chapitres XXVIII, XXI, XXVII.

Le Pouls nazal fimple *qui n'eft fuivi
ni d'hémorragie , ni d'aucune excrétion par le nez.*

OBSERVATION XXVI.

Une fille âgée de vingt ans étoit
vers le feizième jour d'une fièvre continue avec des redoublemens ; le pouls
devint tout d'un coup *affez plein ,
& rebondiffant prefque à chaque pulfation ;* il étoit cependant moins *dur*
que lorfqu'il eft certainement fuivi
du faignement de nez ; différence
qui ne m'empêcha point d'annoncer ce faignement : au lieu de l'hémorragie , il furvint du dix-feptième
au dix-huitième , fur tout le vifage ,
un éryfipèle confidérable qui dura plufieurs jours.

OBSERVATION XXIX.

Douleur fourde qui fubfifte depuis
quatre jours , dans un homme très-
bien conftitué ; elle occupoit les gen-
cives fupérieures & inférieures du

côté droit : le pouls fut au quatrième jour *vif*, *fréqüent*, mais médiocrement *rebondiſſant*, & ſeulement par intervalles : j'attendois un ſaignement de nez qui ne vint point ; il ſurvint, du ſix au ſept , une groſſeur conſidérable à la parotide, qui vint à ſuppuration ; le pouls reſta *rebondiſſant* pendant les premiers jours de l'engorgement de cette glande.

OBSERVATION XXX.

Une fille âgée de trente-cinq ans, très-bien conſtituée ou du moins qui le paroiſſoit , n'avoit jamais eu ſes règles qu'une fois ; elle avoit chaque mois, à la place de cette évacuation, une eſpèce de tumeur générale du viſage, qui avoit l'air d'un éryſipèle, & qui reſtoit dans cet état pendant deux ou trois jours : elle avoit habituellement le pouls *développé*, *fort*, *un peu redoublé*, & pendant l'accident il devenoit déciſivement *rebondiſſant* , *naʒal* , avec une certaine *molleſſe* qui ne m'empêchoit pas de ſoupçonner qu'il arriveroit un ſaignement de nez; ce faignement ne paroiffoit pourtant que très-rarement : le pouls revenoit dans fon état ordinaire après chaque paroxifme, & fouvent l'épiderme du vifage tomboit par écailles dans les endroits où il avoit été fort affecté.

OBSERVATION XXXI.

Un jeune homme très-vigoureux, ayant cependant la peau d'un jaune rembruni, eut une fièvre continue dans laquelle le pouls fe montra un peu *rebondiffant* vers le quatrième jour, il fortoit en même temps quelques gouttes de fang de la narine droite. : le *rebondiffement* augmenta vers le quatorzième jour ; il annonçoit par conféquent un faignement de nez plus confidérable ; mais il en arriva tout autrement ; la tête s'embarraffa avec un léger délire vers le dix-huitième ; deux jours après il furvint un affoupiffement léthargique, auquel fuccéda une hemiplégie du côté droit.

Il faut obferver que ce malade

fut faigné plufieurs fois du bras & du pied, & qu'il avoit eu l'année précédente une maladie à peu près du même genre, mais beaucoup moins confidérable, qui s'étoit heureufement terminée par un faignement de nez fort abondant.

OBSERVATION XXXII.

Une fille âgée de vingt ans, bien conftituée & bien réglée, fe plaignoit d'un peu de mal à la tête, & eut un peu de fièvre le jour avant d'avoir fes règles ; elle fe fit faigner du bras, & elle tomba dix heures après la faignée en une forte d'apoplexie. Je fus appelé ; je trouvai le pouls un peu *rebondiffant*, mais *petit, fréquent, fort convulfif*; je fis faire plufieurs faignées du pied, avec peu de fuccès ; il fortit quelques gouttes de fang du nez, mais la malade mourut bientôt après. On trouva la bafe du crâne & les ventricules du cerveau pleins de fang : les tégumens de la tête étoient *ecchymofés*, comme meurtris.

OBSERVATION XXXIII.

Un homme de forte conftitution eut un accès de colère fi violent, que quatre perfonnes pouvoient à peine le retenir , & il paroiffoit être en phrénéfie ; après s'être fort tourmenté, il tomba dans une efpéce d'affoupiffement ; il avoit le vifage fort rouge, ainfi que les oreilles & toute la peau de la tête ; le pouls étoit extrêmement *vif, fréquent , concentré, rebondiffant prefque à chaque pulfation ;* cet homme eut quelques heures de fommeil, il fe releva fe portant mieux, & n'eut point de faignement de nez. On trouvera l'explication de cet évènement dans le chapitre qui regarde le temps pour lequel le pouls annonce les évacuations.

OBSERVATION XXXIV.

Une femme âgée de trente ans , qui n'avoit point eu fes règles depuis trois mois, devint fujette à un mal de tête prefque habituel ; elle faigna très-peu, du nez ; on la faigna du pied, & deux jours après elle eut une attaque de convulfion fort approchante de l'épilepfie, à laquelle fuccéda une légère attaque d'apoplexie ; la malade revint de cette attaque, & refta dans un état d'étonnement & d'égarement pendant lequel elle avoit le pouls *rebondiffant* prefque *à chaque pulfation, mais très-convulfif ;* elle fut faignée du pied, & quelque temps après elle eut une autre attaque, dont elle mourut fans avoir eu de faignement de nez.

On trouve fouvent le pouls *rebondiffant* à la fuite des coups violens à la tête, & des fractures du crâne ; mais il n'y a pas toujours de faignement de nez : ce pouls *redoublé* fe trouve auffi quelquefois dans les apoplexies fans faignement de nez.

Ces obfervations prouvent que le pouls *rebondiffant* n'eft pas toujours fuivi du faignement de nez : mais elles prouvent auffi que ce pouls eft certainement l'effet d'un abord extraordinaire d'humeurs vers la tête. C'eft ce que M. Nihell a bien remar-

que dans l'ouvrage cité dans la préface.

'Au reste, il paroît qu'il y a si peu
de différence entre le saignement de
nez & celui des oreilles, qu'on ne
rappelle ce dernier qu'en passant ; on
l'a quelquefois vu se joindre au saignement de nez, & je l'ai trouvé deux
fois précédé du pouls *rebondissant*,
sans qu'il y eût de saignement de nez ;
avec ceci de singulier, que le pouls du
côté de l'oreille par laquelle se faisoit
l'hémorragie, étoit beaucoup plus
fort & plus *redoublé* que l'autre (1).

Le pouls nazal simple *suivi d'excrétions muqueuses.*

Cette espèce de pouls *nazal simple*
n'est pas moins rare que celle qui
précède les saignemens de nez : on
la trouve, ainsi que l'autre, presque
toujours *compliquée* avec le pouls
d'irritation (2).

(1) Voy. Chap. XXXI.
(2) Voy. Chap. XVII, XVIII, &c.

OBSERVATION XXXV.

Une fille âgée de quinze ans, qui n'a pas encore été réglée, eſt fort ſujette à l'enchifrenement ; il y a même quelque choſe de périodique dans cette incommodité ; elle revient à peu près tous les mois, & elle finit conſtamment par une excrétion abondante de ſucs *muqueux* par les narines : le pouls eſt toujours *naʒal* pendant le temps qui précède & qui accompagne cette excrétion ; il eſt ſur-tout plus *redoublé* vers la fin du jour : les pulſations ſont bien moins dures que pour le ſaignement de nez ; elles le ſont plus que dans les excrétions *critiques* de la poitrine.

OBSERVATION XXXVI.

Le pouls devient *redoublé* & bien *naʒal* vers le quatorzième jour d'une fièvre continue : j'annonçai un prochain ſaignement de nez : le ſurlendemain le pouls fut moins *dur*, le *rebondiſſement* moins vif ; il ſurvint vers le vingtième une forte de fluxion catarrheufe qui fe jeta également fur le nez & fur les yeux, avec une excrétion fort abondante de pituite ou de *mucofité purulente* par le nez ; cette *mucofité* n'étoit que jaune & point teinte de fang , comme cela arrive fouvent ; c'eft par-là que la maladie fut terminée.

OBSERVATION XXXVII.

Eryfipèle au vifage : le pouls eft *nazal* vers le quatrième jour : il fort au fixième trois ou quatre gouttes de fang de la narine du côté le plus affecté, qui étoit le droit ; vers le douzième & le feizième, il fort du nez beaucoup de mucofités purulentes, & beaucoup de glaires ou de fucs pituiteux , & la maladie fut heureufement terminée par cette excrétion.

OBSERVATION XXXVIII.

Fièvre maligne avec une féchereffe confidérable de la bouche , noirceur de la langue, tenfion & gonflement du ventre ,

ventre, *rebondissement* évident du pouls, qui étoit d'ailleurs *petit*, *vif*, *fréquent*, très-*convulsif* : cette maladie paroît jugée vers le vingt-cinquième jour par une copieuse excrétion de *mucosité* purulente qui sort du nez : le pouls reste néanmoins dans le même état : le malade meurt vers le trentième ; il sort du nez, pendant l'agonie & même après la mort, une quantité prodigieuse de la même mucosité.

Il est assez ordinaire de voir finir les fièvres putrides par une excrétion des narines ; tout le monde sait que lorsqu'elles sont sèches, c'est un mauvais signe, & que lorsqu'elles commencent à s'humecter, ainsi que la langue, la maladie entre dans ses derniers temps.

On a souvent trouvé dans ces sortes de maladies, quelle qu'en ait été la terminaison, que le pouls avoit été *rebondissant* vers le commencement, sans être suivi de saignement de nez. Lorsqu'à la fin de la maladie, le pouls ayant perdu de sa force & de sa *dureté*, il se faisoit par les narines des excrétions *muqueuses* ou purulentes, le pouls *nazal* demeuroit plus ou moins *rebondiſſant*, plus ou moins *dilaté* & *ſouple*, ſelon qu'il y avoit plus ou moins d'obſtacles à la criſe.

OBSERVATION XXXIX.

Un jeune homme a l'intérieur des narines plein de croûtes ou de gales qui augmentent en de certains temps ; il ſurvient alors des maux de tête violens ; le pouls eſt évidemment *redoublé* ; le mal de tête ceſſe lorſqu'il coule par les deux narines une grande quantité de ſéroſité & de mucoſité : ce flux *muqueux* eſt pour ainſi dire périodique. Il n'eſt pas rare d'en trouver de cette eſpèce.

OBSERVATION XL.

Un jeune homme âgé de dix-neuf ans a un polype au nez ; ce polype devient douloureux périodiquement ; le pouls eſt *rebondiſſant* pendant la fin de ces accès de douleur, & quelquefois vers les commencemens ; ces fortes d'accès finissent par une abondante évacuation muqueuse, & quelquefois légèrement teinte de sang.

OBSERVATION XLI.

Un homme âgé de quarante ans est sujet à des rhumatismes passagers, mais fort douloureux ; il a de temps en temps, pendant l'accès, des douleurs vives au fondement : il survient ensuite un enchifrenement qui est suivi d'une abondante évacuation de pituite par le nez ; ce qui termine le paroxisme ; cet homme paroît avoir habituellement le pouls tendant au *rebondissement*, qui devient évident lorsque l'évacuation du nez se décide.

OBSERVATION XLII.

Une femme qui s'exposa trop tôt à l'air à la suite de sa troisième couche, ne fut point réglée, comme elle avoit accoutumée de l'être, le deuxième mois ; elle fut attaquée d'une violente douleur, comme rhumatismale, vers les parties supérieures des épaules

& celles du sternum ; la douleur s'é-
tendit peu à peu jusqu'aux oreilles &
jusqu'à la tête, sur-tout vers les sinus
frontaux ; la fièvre étoit vive avec
des redoublemens tous les soirs; le
pouls parut *rebondissant en quelques
pulsations* vers le quatorzième jour ;
les redoublemens de la fièvre diminuèrent ; le pouls fut presque continuellement *rebondissant*, & un peu
mou vers le vingtième ; du vingt-cinquième au trentième il sortit par le
nez, à différentes reprises, une grande quantité de matière *muqueuse*, *purulente*, mêlée de beaucoup de matière séreuse ; la malade demeura
pourtant avec un enchifrenement considérable ; ses yeux étoient très-char-
gés ; le derrière des oreilles étoit fort
humide ; l'évacuation des narines se
soutenoit toujours : le pouls étoit continuellement *rebondissant* ; il changea
enfin, il devint *inférieur*, & les règles parurent, qui terminèrent la ma-
adie.

OBSERVATION XLIII.

Un malade qui avoit les os propres du nez cariés, ainſi que l'ethmoïde, & une portion des os du palais, évacuoit de temps en temps beaucoup de pus & de matières ichoreuſes par le nez ; il avoit ſouvent le pouls *rebondiſſant*.

La même choſe arrivoit à un homme qui s'étoit fracturé les os du nez ; mais quoique l'écoulement des matières fût preſque conſtant, le pouls n'étoit pas toujours *rebondiſſant*.

Un homme qui a reçu un coup violent ſur la tempe gauche, rend ſouvent par la narine de ce côté beaucoup de matière puriforme, & quelquefois du ſang ; il a très-ſouvent & preſque habituellement le pouls *redoublé* & *naʒal*.

On voit au reſte par toutes ces obſervations, la comparaiſon qu'il y a à faire dans le pouls *naʒal*, comme dans toutes les autres eſpèces de pouls critiques, entre les mouvemens qui les caractériſent & la nature de la maladie ;

il paroît que dans les maladies graves,
ou dans celles qui arrivent à des corps
mal conſtitués, il ne faut pas toujours
abſolument compter ſur les évènemens
qui ſemblent être annoncés par les divers pouls critiques.

CHAPITRE IX.

Du Pouls inférieur , & de ſes diffé-
rentes eſpèces.

LE pouls *inférieur* eſt celui qui précède , & qui annonce par conſéquent les évacuations *critiques* qui
ſe font par les organes ſitués au-deſ-
ſous du diaphragme. Ce pouls eſt très-
marqué & très-reconnoiſſable ; il n'eſt
pas même difficile d'apprendre à le
bien diſtinguer.

Son caractère principal eſt d'être
irrégulier , c'eſt-à-dire , que les *pulſa-*
tions ſont inégales entre elles , & ont
des intervalles inégaux ; ces intervalles
ſont quelquefois ſi conſidérables , qu'ils
forment de véritables intermittences , ſe-
lon l'eſpèce de pouls inférieur , & ſelon

que cette espèce se trouve plus ou moins déclarée ; on trouve aussi assez souvent une sorte de sautillement de l'artère ; ce sautillement sert beaucoup à caractériser le pouls inférieur. Ce pouls n'est jamais aussi *développé*, aussi *souple*, aussi *égal* que le pouls *supérieur*.

C'est ce qui fait que, par le défaut d'habitude d'en juger, on pourroit quelquefois le confondre avec le pouls *convulsif* ou le pouls d'*irritation*, quoiqu'ils aient cependant entre eux des différences bien évidentes, ainsi qu'on le fera voir dans l'examen du pouls *convulsif*.

Mais comme il se trouve dans le bas-ventre beaucoup d'organes *excrétoires*, aussi le pouls *inférieur*, qu'on peut appeler *ventral* ou *abdominal*, a-t-il beaucoup de différences, qu'on n'a pu parvenir à réduire en des classes bien distinctes qu'au moyen d'une infinité d'observations ; la difficulté a même été d'autant plus grande, qu'il n'est pas rare de trouver que les excrétions se font en même temps par plusieurs organes du bas-ventre.

Il y a une espèce particulière de

pouls à la fonction excrétoire ou à l'effort critique de chacun des viscères du bas-ventre; ces espèces particulières ont encore leurs variations propres, selon les obstacles que l'effort critique trouve à son progrès; ainsi, comme toutes les excrétions qui se font par les viscères du bas-ventre ont chacune leur mécanisme propre, elles font de même précédées & accompagnées chacune de leur espèce particulière de pouls.

Il est important de se rappeler dans l'examen de ces espèces de pouls, que le pouls *développé*, *dilaté*, qui précède toujours, ainsi qu'on l'a déja remarqué, toutes les espèces de pouls *critique*, reste quelquefois un certain temps dans une sorte d'indétermination; c'est ce qui doit rendre fort circonspect sur le jugement qu'il faut porter dans la transition du pouls *développé* à quelque espèce particulière de pouls *critique*.

Au reste, tous les pouls *inférieurs*, ainsi que les *supérieurs*, font *simples* ou *compliqués* : le détail des observations qui constatent les espèces particulières du pouls *inférieur*, va donner à tout ce qui eſt énoncé dans ce chapitre l'appui & la lucidité convenables ; les mêmes obſervations qui détermineront les différentes eſpèces de ce pouls, prouveront auſſi qu'il y a un caractère particulier & général qui les range néceſſairement dans la claſſe du pouls *inférieur* ; par ce moyen, l'exiſtence de ce pouls *inférieur* ou *ventral* ſera démontrée, ainſi que l'importance dont il eſt de le bien connoître en tous ſes détails.

CHAPITRE X.

Du Pouls qui annonce le vomiſſement ;
ou ſtomacal ſimple.

DE tous les pouls *inférieurs ſimples*, celui qui eſt le moins *développé*, & qui approche par conſéquent le plus du pouls *d'irritation*, c'eſt le pouls qui annonce ou qui accompagne le vomiſſement ; auſſi ne doit-on pas toujours regarder le vomiſſement comme une véritable criſe.

D v

En effet, le vomiſſement naturel & critique qui termine une maladie, eſt très-rare, ſur-tout dans l'uſage où l'on eſt d'employer des vomitifs aux commencemens de la plupart des maladies : l'effort naturel qui détermine cette évacuation, a toujours dans le fond quelque choſe de ſymptomatique, lors même qu'on peut juger, par la diminution des accidens, qu'elle a pris ſur la cauſe de la maladie.

Solano remarque *qu'il n'a jamais obſervé une ſimple criſe par le vomiſſement, ſans une diarrhée ;* cependant on ne ſauroit nier qu'il n'y ait quelquefois des vomiſſemens naturels, ou excités par quelque remède, qui ſoulagent au point de paroître emporter une maladie.

Le pouls *ſtomacal* eſt, comme nous l'avons déja dit, *le moins développé de tous les pouls critiques ; il eſt moins inégal que toutes les autres eſpèces de pouls inférieurs ; l'artère ſemble ſe roidir & frémir ſous le doigt ; elle eſt ſouvent aſſez ſaillante ; les pulſations ſont fréquentes & avec des intervalles aſſez égaux.*

La tenſion de l'artère, jointe à l'in-termiſſion, étoit pour Solano *un ſigne certain du vomiſſement*, mais *l'inter-miſſion* annonce, en ce cas-là, un pouls qui n'eſt pas *ſimple*; c'eſt ce qui fera ſuffiſamment éclairci dans ſon lieu.

Il eſt néanmoins à propos de re-marquer ici que le pouls *ſtomacal* décrit par Solano, eſt réellement un pouls *critique compliqué* avec le pouls *convulſif*; & on peut avancer que le pouls *critique* de l'eſtomac ou vrai-ment *ſtomacal*, eſt celui qui ſe ren-contreroit, s'il étoit poſſible de le ſai-ſir, lorſque l'action de l'eſtomac ſe trouve déterminée vers les voies in-férieures, c'eſt-à-dire, vers le pilore.

S'il eſt vrai que chaque viſcère emploie à peu près un temps fixe & déterminé à s'acquitter de ſes fonc-tions, & que le temps que l'eſtomac met à faire la digeſtion, puiſſe être apperçu & meſuré par les ſignes qui accompagnent les divers temps de la digeſtion; ſi les ſignes de ces diffé-rens temps peuvent être diſtingués, peut-être trouvera-t-on le moyen de fixer ou de peindre les variations que l'action naturelle de l'estomac opère vraisemblablement sur le pouls : l'effet des émétiques, celui des purgatifs & des poisons, pourroit servir à constater exactement les signes qui rendroient ces variations reconnoissables.

Tout ceci s'éclaircira par l'examen des mouvemens critiques désignés par les autres espèces de pouls *inférieurs critiques* : on n'examine ici que le pouls du vomissement.

OBSERVATION XLIV.

Une fille âgée de vingt ans, & mal réglée, vomit depuis trois mois tout ce qu'elle prend, excepté le café, excepté encore les eaux minérales savonneuses appelées eaux *Bonnes* ; on a essayé inutilement toute sorte d'alimens & de boisson. L'intervalle qui précède le vomissement, est accompagné d'angoisses, de pâleur au visage, d'une sorte de tremblement général ; le pouls, qui est naturellement assez *souple* & assez *égal*, devient *dur* &

fréquent ; *l'artère paroît* en quelque manière *s'arrondir, elle devient plus faillante, les pulfations font prefque égales,* on fent les parois de *l'artère s'agiter par une efpèce de tremblement ;* alors le vomiffement ne tarde point à fe déterminer ; & lorfque l'eftomac eft débarraffé, le pouls revient dans fon état ordinaire ; il eft même plus *plein* quelquefois & plus *développé* pendant quelques heures.

OBSERVATION XLV.

Un vieux foldat qui eft dans le marafme, vomit tout ce qu'il prend depuis cinq mois ; il a la fièvre lente ; le pouls eft, comme il fe trouve ordinairement dans ces cas-là, plus *net* le matin que pendant le refte de la journée ; il eft *fréquent* & *petit ;* il devient très-*convulfif* dans des accès irréguliers de douleur dont le fiège eft dans la région épigaftrique ; quelques heures après que le malade a pris de la nourriture, fon pouls *s'élève* fenfiblement, *l'artère eft tremblotante, dure, brufque & comme arrondie ; les pulſations ſont inégales, à peu près dans cet ordre ; à trois ou quatre pulſations égales, il en ſuccède deux ou trois un peu moins fortes, & puis les pul-ſations plus fortes reparoiſſent ;* le vo-miſſement ſurvient, & enſuite le pouls reprend ſon état d'*irritation* & de fièvre : le malade meurt dans le der-nier degré de maigreur ; on trouve le pilore oſſifié, & les environs de cette oſſification en ſuppuration.

OBSERVATION XLVI.

Un malade qui depuis quelque temps ſe ſent fort accablé, éprouve conſtamment vers la région épigaſtri-que une peſanteur ſingulière ; il vomit tout ce qu'il prend ; le pouls & la diſ-poſition au vomiſſement demeurent toujours dans le même état, malgré pluſieurs ſaignées, & l'uſage des émé-tiques & des purgatifs ; le pouls eſt *concentré, petit, fréquent ;* deux ou trois heures après que le malade a pris quelque boiſſon un peu abon-dante, le pouls *ſe développe, il ſe durcit, l'artère eſt très-tendue, & elle semble se mouvoir comme en serpentant sous le doigt ; les pulsations sont très-fréquentes & peu inégales ;* alors le malade vomit ce qu'il a pris, & le pouls se rétablit dans son état ordinaire. Vers le dix-huitième jour, le pouls se développe, il *devient plein, vigoureux, sensiblement inégal, il y a quelques intermittences, il est assez souple ;* le dévoiement survient, & de légers purgatifs, suivis d'abondantes évacuations, terminent la maladie vers le vingt-cinquième jour depuis la première saignée.

OBSERVATION XLVII.

Fièvre continue avec des redoublemens ; le malade n'appelle du secours que vers le sixième jour ; la poitrine est prise, les crachats sont sanguinolens & un peu cuits au septième ; trois saignées & des purgations douces ne dérangent pas l'excrétion établie des crachats jusque vers le onzième ; dans ce temps-là, le pouls, au lieu de se *développer* de plus en plus, se *resserre ;* on y sent l'*ondulation* & le *redoublement instantanée* qui caractérise le

pouls *pectoral* ; mais il y a de temps
en temps des pulſations *vives, avec
un tremblement & une roideur conſidérables de l'artère* ; on en compte à
différentes repriſes juſqu'à dix ou douze de ſuite de cette eſpèce. Du quatorzième au ſeizième, le malade vomit naturellement & en pluſieurs fois
une grande quantité de matières glai-
reuſes & bilieuſes.

Le pouls eſt, depuis cette évacuation, exactement *pectoral* ; on n'y ſent
plus rien de *bruſque* ni de *géné* vers
le dix-huitième ; & la maladie ſe
termine par l'expectoration. Il paroît
que le *ſerrement*, la *petiteſſe* & la *roideur du pouls*, étoient produits par
la plénitude de l'eſtomac, & n'é-
toient que les avant-coureurs du vomiſſement.

Il n'eſt pas rare de trouver dans
les maladies, tant aiguës que chroniques, un *ſerrement particulier du
pouls, avec une roideur conſidérable
de l'artère, de la fréquence & de l'irrégularité* ; le pouls ſe *développe* enſuite, & c'eſt ordinairement d'un bon
augure ; ce *ſerrement* eſt très-ſouvent

accompagné , sinon d'un vomissement, du moins de nausées , d'an-
xiétés , d'une sorte d'oppression incommode vers la région épigastrique ;
oppression qui n'échappe jamais à
l'attention des malades, dont les plain-
tes expriment à merveille au médecin ce que le pouls lui indique déja ,
c'est-à-dire , l'embarras de l'estomac ,
les efforts de ce viscère & l'état violent dans lequel il se trouve, sous le
poids des matières *glaireuses, bilieuses indigestes.*

Ce *développement* du pouls que les
médecins souhaitent tant , se montre
souvent après les saignées, & après
l'action des émétiques & des purgatifs ; ce qui ne prouve pas moins que le
pouls *dur, serré , irrégulier, fréquent ,*
indique un degré considérable d'embarras de l'estomac , & doit être pris
pour le pouls *stomacal* avant-coureur
du vomissement.

Mais les observations rapportées
dans ce chapitre prouvent évidemment que le pouls *stomacal* est presque toujours *compliqué.* Ce qu'il y a à
dire pour finir l'histoire de ce pouls ,

regarde donc celle des pouls *compliqués* qu'il faut confulter , ainfi que
celle des pouls qui fuccèdent à l'ufage des remèdes.

CHAPITRE XI.

*Du Pouls qui annonce les évacuations
critiques du ventre ,* ou inteftinal
fimple.

LE pouls *inteftinal fimple* eft celui
qui annonce & qui accompagne ordinairement les évacuations critiques qui fe font par le canal inteftinal ; ce pouls fubfifte auffi quelquefois , ainfi que les autres pouls
critiques , après que les évacuations
font faites ; ce qui n'arrive que parce
que la crife n'a pas été complète pendant les premiers jours.

Les raifons de cette définition ne
peuvent être bien entendues que par
la comparaifon de tout ce qu'il refte
à éclaircir dans les fuites de cet ouvrage ; il s'agit fimplement ici de

conftater l'efpèce de pouls qui précède les excrétions *critiques* inteftinales qui terminent les incommodités & les maladies. On examinera ailleurs ce qui a rapport aux excrétions fymptomatiques.

Voici en quoi confifte la nature ou l'état du pouls *inteftinal critique ; il eft beaucoup plus développé que le pouls du vomiffement ; fes dix pulfations font affez fortes, comme arrondies, & furtout inégales, tant dans leur force que dans leurs intervalles, ce qui eft très-aifé à diftinguer, puifqu'il arrive prefque toujours qu'après deux ou trois pulfations affez égales & affez élevées, il en paroît deux ou trois qui font moins développées, plus promptes, plus rapprochées, & comme fubintrantes ; delà réfulte une forte de fautillement ou d'explofion de l'artère plus ou moins régulier ; aux irregularités de ce pouls, fe joignent fouvent des intermittences très-remarquables. Il n'eft jamais auffi plein, auffi développé que le pouls fupérieur: il n'a point néceffairement d'ordre marqué dans fes intermittences ; c'eft au contraire par fon défordre qu'il fe rend reconnoiffable.*

Solano a avancé que le *pouls qui annonce le dévoiement est le pouls intermittent ;* cet auteur n'a fait attention qu'aux *intermittences ,* & c'est avec d'autant moins de raison , qu'il n'est pas rare d'observer des dévoiemens critiques bien décidés , qui ne sont précédés & accompagnés que du pouls *intestinal* tel qu'il vient d'être décrit , sans qu'il y ait presque *d'intermittences.*

Il est vrai que *l'intermittence* du pouls est souvent suivie du dévoiement , mais cela n'arrive pas toujours ; & *l'intermittence* jointe aux *irrégularités* annonce plus certainement cette crise ; c'est donc à ces *irrégularités* qu'il faut d'abord faire attention lorsqu'il s'agit de juger du pouls du dévoiement critique. Au reste, on fera voir en son lieu combien il est important de distinguer ces irrégularités , d'avec celles qui se trouvent dans les pouls *compliqués* avec le pouls *d'irritation ,* car celles-ci ne sont pas toujours bien critiques (1). Il ne faut jamais perdre

(1) Voy. Chap. XXIII & les suivans.

de vue que les pouls *excréteurs critiques*, dont il eſt actuellement queſtion , ſont toujours précédés d'un pouls bien *développé*.

OBSERVATION XLVIII.

Un jeune homme d'une forte conſtitution, qui ſe trouvoit un peu incommodé, me demanda de lui tâter le pouls ; je le trouvai *fréquent , fort, très-inégal , ſautillant à peu près à chaque troiſième pulſation ; il y avoit de temps en temps quelque pulſation à peine ſenſible , & tout près de former une vraie intermittence* , ce qui me fit dire qu'il ſe paſſoit quelque révolution extraordinaire dans les entrailles ; il ſe trouva en effet qu'il avoit depuis la veille un léger dévoiement accompagné de quelques douleurs de colique ; ce dévoiement dura près de trois jours, & ſe termina naturellement.

Un jeune homme d'une conſtitution délicate , m'ayant demandé de lui tâter le pouls, je le trouvai fort *irrégulier, inégal, ſautillant , inter-*

mittent, tantôt de quatre en quatre, tantôt de sept en sept pulsations : je parlai d'une disposition prochaine au dévoiement & d'un embarras d'entrailles ; à quoi le jeune homme me répondit qu'il étoit vrai qu'il avoit eu le dévoiement, mais qu'il ne l'avoit plus depuis deux jours, étant dans l'usage de la rhubarbe prise à petites doses ; je répondis que le dévoiement reviendroit, ce qui arriva en effet dès le lendemain ; cette évacuation qui fut fort abondante, & qui dura plusieurs jours, ne pouvoit être attribuée à la rhubarbe, puisqu'on en avoit pris très-peu : quoi qu'il en soit, le pouls annonçoit l'évacuation du ventre.

OBSERVATION XLIX.

Une fille âgée de dix-neuf à vingt ans, qui se trouve incommodée, a le pouls *plein, inégal, vif, avec quelques intermittences fréquentes qui viennent irrégulièrement ;* j'annonçai un dévoiement prochain ; cette fille assura que cela ne sauroit être, parce

qu'elle étoit naturellement très-conf-
tipée ; le ventre s'ouvrit pourtant la
nuit fuivante, & il y eut onze évacuations.

OBSERVATION L,

Un malade attaqué d'une fièvre
continue, avoit eu pendant les neuf
premiers jours le pouls très-*ferré*, &
de temps en temps un peu *variable*, fur-
tout à la fuite des remèdes ordinaires ; vers le onzième le pouls devint
*plus développé , plus élevé , inégal ,
fautillant avec quelques intermittences
qui paroiffoient tantôt après fix , tantôt après neuf , tantôt après dix pulfations ;* il fut fuivi , vers le quatorzième de la maladie, d'abondantes
évacuations bilieufes , qui jufque-là
n'avoient point été de cette qualité
dans l'effet des émétiques & des purgatifs qui avoient précédé.

Cette crife dura trois ou quatre
jours ; je tâtai fouvent le pouls dans
cet efpace de temps ; il gardoit à peu
près le même ordre ; mais de temps
en temps il *s'élevoit promptement*, il

fautilloit plus qu'à l'ordinaire ; cette *élévation* ou ce *fautillement* étoit conf-tamment fuivi d'une évacuation ; ce qui dura jufque vers le vingtième qui fut le terme de la maladie.

Cette obfervation fur le *fautille-ment* extraordinaire du pouls qui an-nonce une évacuation très-prochaine, dans l'état du dévoiement critique , a été fouvent répétée.

OBSERVATION LI.

Un jeune homme très-vigoureux , fut attaqué d'une fièvre fans redou-blemens bien marqués , & avec un violent mal à la tête ; le pouls fut *ferré* & *non critique*, jufque vers le quatrième jour ; alors il devint *iné-gal*, les *pulfations étoient tantôt dures, tantôt molles ;* on *auroit dit qu'il y avoit dans l'artère une forte de nœud qui la rendoit plus faillante dans de certaines pulfations que dans d'autres ;* il y *avoit fur-tout quelques intervalles très-confidérables.* Je jugeai qu'il y auroit des évacuations bilieufes ; elles arrivèrent en effet, du fixième au neuvième ,

neuvième , & elles dégagèrent la tête ; ce que deux faignées du pied & l'émétique n'avoient point opéré ; le pouls redevint fouple & *à peu près égal* vers le dixième jour ; le malade entra en convalefcence vers le quatorzième, après avoir pris un léger purgatif placé dans un temps où le pouls étoit redevenu *inteftinal.*

OBSERVATION LII.

Un malade au cinquième jour d'une fièvre putride , pour laquelle on a fait trois faignées & donné l'émétique, a le pouls *inteftinal :* il y a deux ou trois pulfations *fortes & affez égales , l'artère s'élève enfuite comme en furfaut, & paroît, dans cet inftant, rouler pour ainfi dire fous le doigt :* le malade prit au feptième jour , deux onces de manne & deux gros de fel d'Epfom , qui produifirent vingt-trois évacuations très-bilieufes , & la maladie fe termina bientôt après.

Un vieillard qui fe fentoit depuis deux ou trois jours très-abattu, fut attaqué d'une fièvre qui commença

par un violent friffon ; le pouls, qui
étoit très-*concentré* les premiers jours,
fe *développa* vers le fixième ; le lendemain il devint *inégal*, comme
*tremblotant avec quelques intermit-
tences irrégulières*; le ventre grouil-
loit beaucoup, le malade avoit d'i-
nutiles & fréquentes envies d'aller ;
pour déterminer les évacuations que
le pouls annonçoit, on donna deux
onces de manne qui purgèrent abondamment ; le pouls fe *releva* enfuite, il devint *pectoral* vers le onzième, & la crife s'acheva par l'expectoration.

OBSERVATION LIII.

Le pouls devient *inteftinal*, c'eft-
à-dire, *irrégulier, arrondi, intermittent à peu près à chaque quatrième pulfation*, vers le fixième jour d'une
fièvre continue ; le malade, qui
étoit jeune & bien conftitué, eut un
dévoiement critique qui dura pendant trois jours ; cette crife vint à
la fuite d'un très-léger purgatif qu'il
avoit pris le feptième. Il eft bon de

remarquer que le malade rendit près de trois aunes de ver solitaire ; le pouls ayant repris son *égalité* vers le douzième, la maladie fut bientôt terminée.

OBSERVATION LIV.

Fièvre assez forte dans un homme vigoureux ; le pouls fut depuis le deuxième jour *intermittent* à chaque huitième pulsation, *irrégulier* & *sautillant* ; il *se développa*, & *devint plus fréquent*, vers le neuvième ; le malade eut ce jour-là un dévoiement abondant, & dès le douzième jour de la maladie le pouls fut presque rétabli dans son état naturel.

OBSERVATION LV.

Douleurs de colique, avec le pouls fort *irrégulier* & *intermittent* à chaque dix ou douzième pulsation ; ces douleurs se terminent par des évacuations très-abondantes du quatrième au septième, & du septième au onzième jour de la maladie.

E ij

OBSERVATION LVI.

Fluxion de poitrine avec crachement de fang, dans un vieillard ; le
pouls refte *convulfif* & *indécis* jufque
vers le douzième de la maladie, &
dans cet intervalle il n'y eut prefque
point d'évacuations, malgré l'ufage
de quelques légers purgatifs ; le pouls
fe *développe* alors, il devient *dur*,
inégal, *irrégulier*, *fautillant*, les évacuations bilieufes font annoncées, &
elles font fort abondantes vers le quatorze ; le pouls change enfuite, il
devient *pectoral*, les évacuations du
ventre ceffent, les crachats font abondans & comme purulens ; ils terminent la maladie.

OBSERVATION LVII.

Un jeune homme robufte eft attaqué d'une fièvre continue, avec une
bouffiffure de tout le corps, & un gonflement fi confidérable de la langue,
qu'elle fortoit hors de la bouche ; le
pouls eft *dur*, *plein*, *égal*, *rebondif-*

fant presque à chaque pulsation ; il y a du saignement de nez du six au dix de la maladie ; le ventre pendant ce temps-là demeure resserré, malgré un usage journalier d'apozèmes purgatifs ; vers le onzième le pouls change presque subitement : il se *développe médiocrement, ses pulsations sont inégales, & sur-tout à des distances très-différentes ; il y a même quelques légères intermittences ;* vers le quatorzième jour, il survient un dévoiement considérable, qui cependant ne termina pas la maladie.

OBSERVATION LVIII.

Fièvre continue, qui avoit pour principal accident une douleur vive du côté droit, depuis l'aine jusques aux fausses côtes ; malgré plusieurs saignées & l'usage des potions huileuses, le pouls demeura *concentré, vif, convulsif ;* & le ventre très-resserré, pendant les cinq premiers jours de la maladie : vers le sixième le pouls devint plus *plein, moins égal, quelquefois intermittent, & il y avoit des*

pulſations qui paroiſſoient ſubintran-
tes ; du dix au onze , il ſurvint des
évacuations bilieuſes fort abondantes , entretenues par de légers purgatifs , & la maladie fut ainſi terminée
en peu de jours.

OBSERVATION LIX.

Une femme , après des couches
dont toutes les ſuites paroiſſoient ſe
bien paſſer , mangea un potage le
quatrième jour ; dès le ſoir même elle
eut un friſſon ; le pouls étoit *vif* &
ſerré pendant le friſſon ; il ſe *développ-*
pa un peu pendant la chaleur , & le
lendemain il devint *dur, irrégulier,*
intermittent ; le ventre ſe bouffit ; la
malade rendit naturellement le ſixième jour une quantité prodigieuſe de
matières bilieuſes & laiteuſes ; le pouls
ſe *remit* peu à peu vers le neuvième,
& le lendemain le cours des vidanges
fut rétabli.

OBSERVATION LX.

Un homme de complexion délicate, qui cependant paroît jouir d'une bonne santé, a depuis trois ou quatre ans une exceffive liberté de ventre, au point d'aller ordinairement trois ou quatre fois par jour ; il s'eft apperçu lui-même que toutes les fois qu'une évacuation fe prépare, fon pouls s'é-lève, fa chaleur augmente ; il fent une révolution générale dans toute la machine ; le pouls eft habituelle-ment *ferré* & un peu *inteftinal*, il fe *développe* de temps en temps, il devient *inégal*, *fautillant*, *il y a des pulfa-tions qui font fort éloignées les unes des autres, d'autres font fi près que l'une n'attend pas l'autre ;* & cette révolu-tion du pouls eft conftamment fuivie d'une évacuation, après quoi le pouls fe remet dans fon état ordinaire.

On trouvera à peu près les mêmes phénomènes dans prefque tous les dévoiemens critiques, comme on l'a déja vu dans l'obfervation L.

Mais il y a des maladies accom-pagnées de dévoiement où le pouls eft fi *convulfif*, qu'il ne peut prefque-point obéir aux déterminations pro-pres à le rendre *inteftinal* ; ces éva-

cuations font prefque toujours fymptomatiques. Voy. Chap. XXIII &
les fuivans.

Au refte, les occafions de faire des
obfervations pareilles à celles qu'on
vient de rapporter font fi communes,
que tout praticien peut aifément les
vérifier en peu de temps ; la propofition qui fait le fujet de ce chapitre,
peut être établie d'une manière à laif-
fer peu de doutes. M. Nihell a laiffé
d'excellentes remarques fur le pouls
intermittent.

CHAPITRE XII.

Du Pouls des règles, ou du Pouls
fimple de la matrice.

LES fignes qui font diftinguer ce
pouls de celui du dévoiement critique, ne paroiffent pas d'abord bien
aifés à faifir : *l'irrégularité dans les pul-*
fations, & le fautillement de l'artère,
font communs à ces deux efpèces de
pouls ; on ne fauroit par conféquent

les différencier que par d'autres fignes.

Voici la manière qui a paru la plus propre à les diftinguer : *l'intermittence* ne fe montre pas à beaucoup près auffi communément avec le pouls qui annonce les règles, qu'avec celui du dévoiement critique. Il eft même rare qu'il y ait des *intermittences* dans le pouls des règles ; ou, s'il s'y en trouve, c'eft lorfqu'elles font jointes au dévoiement, & alors le pouls eft *compliqué* & non point *fimple*.

Le pouls *fimple de la matrice* eft en général *plus fort*, *plus plein* que celui du dévoiement ; on pourroit même dire plus *fanguin*, puifqu'il eft de fait que le pouls qui précède & accompagne les hémorragies critiques, eft, fur-tout dans les commencemens, beaucoup plus *fort*, plus *rénitent* que celui des autres excrétions.

Une autre différence remarquable entre le pouls *fimple de la matrice*, & le pouls *fimple inteftinal*, c'eft une *tendance* au caractère du pouls du faignement de nez, qu'on trouve ordinairement dans le pouls des règles, & jamais dans l'*inteftinal fimple* ; on peut

E v

même avancer que ce caractère eſt
commun aux pouls de toutes les eſpèces d'hémorragies.

*Le pouls ſimple de la matrice eſt donc
ordinairement plus élevé, plus développé que dans l'état naturel, ſes pulſations ſont inégales ; il y a des rebondiſſemens, moins conſtans à la vérité,
moins fréquens ou moins marqués que
dans le pouls naɀal, mais cependant
aſſeɀ ſenſibles.*

Ce pouls eſt beaucoup plus aiſé à reconnoître dans les jeunes filles qui
ſont à la veille d'être réglées pour la
première fois, parce qu'il arrive ſouvent que la révolution qui détermine
cette criſe eſt accompagnée d'un mouvement de fièvre qui rend les modifications du pouls beaucoup plus ſenſibles, à moins que quelque autre cauſe,
jointe à l'effort qui produit cette fiè-
'vre, ne rende le pouls *compliqué.*

Les femmes qui approchent du
temps de perdre leurs règles, ont auſſi très-communément, dans le temps
que les règles doivent paroître, une
ſorte de fièvre qui indique une plus
forte réſiſtance de la part de la matri-

cé ; celles qui font fujettes à des pertes font dans le même cas lorfque l'hémorragie fe prépare.

Il y a une attention importante à
faire à l'égard du pouls *fimple de la
matrice*, c'eft qu'il ne faut pas s'attendre à le trouver dans toutes les femmes tel qu'il vient d'être décrit ; il y
en a dans lefquelles la révolution des
règles eft, pour ainfi dire, infenfible,
la crife fe fait fans qu'il paroiffe dans
le pouls des changemens bien confidérables (1).

Il y a des femmes dans lefquelles le
pouls, au lieu de fe *dilater* & de fe
développer, fe *refferre* au contraire
à l'approche des règles ; néanmoins
les *rebondiffemens* & *l'irrégularité* des
pulfations s'y trouvent affez fouvent
malgré le *refferrement* ; c'eft ce qu'on
a lieu d'éprouver fur-tout dans les
femmes un peu graffes : tout cela regarde les pouls *compliqués*.

Il y a encore une attention à avoir
en examinant le pouls des perfonnes
du fexe ; c'eft qu'il s'en trouve de fi
impreffionnables , que la feule préfen-

(1) Voyez le dernier Chapitre.

E vj

ce du médecin les affecte au point de
changer brusquement leur pouls, &
de lui donner un caractère opposé à
la disposition réelle où elles se trouvent ; ce changement rend même quelquefois le pouls fort approchant de
celui des règles ; on comprend bien
qu'en ces cas-là, dont il n'est pas difficile de s'appercevoir, il faut avoir la
précaution de tâter le pouls à plusieurs
reprises.

Il faut observer aussi, que le pouls
simple de la matrice n'annonce que le
temps des règles, c'est-à-dire, qu'il
n'est pas toujours facile de décider,
par l'état du pouls, si les règles sont à
la veille de paroître, si elles paroiss-
sent actuellement, ou si elles ont fini
depuis peu ; ce n'est que par le grand
usage qu'on peut parvenir à quelque
précision là-dessus.

OBSERVATION LXI.

-Je fus appelé pour une dame qui me dit qu'elle craignoit beaucoup pour fa poitrine, & qu'elle fe croyoit d'autant plus difpofée à cracher du pus, qu'elle avoit un point de côté & un rhume qui duroit depuis long-temps ; je lui répondis après avoir tâté fon pouls, qu'on ne pouvoit point encore juger du temps où les crachats viendroient, principalement en ce moment - là que le pouls paroiffoit indiquer les règles, (car il étoit *irrégulier, dur, tendant au nazal, fréquent & un peu faillant*). Votre remarque eft bien jufte, me dit cette dame, je fuis fujette depuis quelque temps à des pertes qui m'inquiètent bien autrement que ma poitrine, & je fuis actuellement dans cet état-là ; elle me fit alors l'aveu de fa petite fupercherie.

On peut fouvent en éprouver de pareilles de la part de plufieurs femmes, qui étant aux approches de leurs règles, qui les ayant, ou qui fortant de les avoir, demandent qu'on leur tâte le pouls fous prétexte de quelque incommodité.

Il ne faut jamais oublier en pareil cas, qu'il y a des femmes dans lefquelles les règles ne produifent pas dans le pouls les changemens ordinaires; & fi on cherche la raifon de ces exceptions, on trouvera que les femmes qui font dans ces cas-là, ont les unes des difpofitions habituelles, & les autres d'accidentelles, qui empêchent que l'effort critique des règles n'influe fur le pouls, comme il le fait ordinairement; ce qui a déja été remarqué ci-deffus.

OBSERVATION LXII.

Une fille âgée de treize ans, qui n'avoit pas encore eu fes règles, avoit le pouls *fièvreux*, *plein*, *dur*, *un peu rebondiffant :* les pulfations *étoient très-inégales*, *& quelquefois prefque fubintrantes ;* je jugeai que les règles étoient au point de paroître, qu'il n'y avoit rien à faire qu'à prendre

de temps en temps quelque tasse d'in-
fusion de safran, & laver les jambes dans l'eau chaude une fois par
jour ; les règles parurent en effet le
quatrième jour ; & après les règles
le pouls fut, comme à l'ordinaire,
souple, *égal* & *bien conditionné*.

OBSERVATION LXIII.

Plusieurs filles ayant les pâles-couleurs, n'étant point encore réglées,
ou l'étant mal, avoient le pouls,
les unes *convulsif*, les autres très-
irrégulier, & d'autres fort *compliqué*;
elles n'ont été soulagées de leurs infirmités que lorsque, par les secours
de l'art ou par celui de la nature,
leur pouls est devenu *développé*, *vif*,
inégal, *disposé au rebondissement*, &
qu'il s'est soutenu pendant un temps
assez considérable dans cet état ; les
règles ont paru après ces révolutions du pouls, plus ou moins promptement, selon les dispositions plus
ou moins favorables de ces jeunes
personnes.

OBSERVATION LXIV.

Une femme âgée de quarante-un ans, n'a point eu ses règles depuis trois mois ; elle a été dans un accablement singulier pendant tout ce temps-là ; son pouls a été constamment *petit, vif, convulsif, & dans un état bien marqué d'irritation ; il vient à se développer & à se dilater ; il est rebondissant presque à chaque pulsation, ensuite il se durcit un peu, il devient très-irrégulier, fort inégal, & il reste dans cet état pendant trois ou quatre jours ;* cette femme rend chaque jour quelques gouttes de sang par le nez ; je lui annonçai néanmoins qu'elle auroit ses règles incessamment ; elles parurent vers le quatrième jour si abondamment, qu'on pouvoit dire que c'étoit une perte ; elle dura sept ou huit jours presque avec la même abondance; & peu de temps avant la fin de la perte, le pouls redevint *souple, assez égal, & presque point convulsif.*

OBSERVATION LXV.

Une femme sujette à des pertes considérables, a ordinairement le pouls *concentré*, *mince*, *fréquent*, & les extrémités froides ; elle juge elle-même du retour prochain de la perte, par la chaleur qui lui vient aux extrémités, & qu'elle attribue à un mouvement de fièvre ; en effet, le pouls s'élève sensiblement, *ses pulsations sont fort inégales*, *irrégulières*, il y a *des rebondissemens légers*, *assez fréquens ;* la perte paroît environ 24 heures après.

OBSERVATION LXVI.

Un frisson survenu le deuxième jour d'une couche qui paroissoit heureuse, suspend toutes les évacuations ; le pouls devient très-*convulsif*, les mamelles s'affaissent, la peau devient sèche & rude ; je fis faire une saignée du pied, le pouls se *releva* après cette saignée, le ventre fut gonflé & tendu sans être trop sensible ; le pouls continue à se développer, il est *plein,* un *peu dur, irrégulier*, légèrement *re-bondissant*, il y avoit entre les pulsa-tions des *intervalles fort inégaux* ; j'an-nonçai le retour de la perte ; elle pa-rut du six au sept, dura peu, & tout se remit dans l'ordre naturel.

OBSERVATION LXVII.

Deux jeunes femmes dont les règles font naturellement fort abondantes, deviennent grosses ; la première se trouve incommodée le deuxième mois de sa grossesse ; elle garde le lit : le pouls qui étoit *lent & plein*, *devient un peu fréquent* ; il est *irrégulier, il y a quelques rebondissemens ou plutôt une sorte de sautillement de l'artère qui donne*, pour ainsi parler, *un coup ai-gu* ; la malade fut saignée du bras sans aucun effet favorable : je jugeai qu'on devoit s'attendre à une fausse couche ; elle arriva en effet la nuit suivante. Il faut remarquer que cette femme étoit alors dans le deuxième période de ses règles.

L'autre femme, grosse de trois mois, croit avoir fait un effort ; elle sent des laffitudes dans tout le corps ; après deux faignées du bras, le pouls fe *roidit* & *fe durcit*, il *eſt très-inégal, & il y a des rebondiſſemens aſſez marqués ;* elle fit une fauffe couche fix jours après l'effort prétendu. Celle-ci étoit auffi dans le temps qui répondoit à celui où elle avoit ordinairement fes règles.

On trouvera dans le chapitre vingt-unième & dans quelques autres, beaucoup de chofes qui ont du rapport au chapitre préfent.

CHAPITRE XIII.

Du Pouls simple du foie.

QUELQUES hiſtoriens rapportent que les médecins Chinois, qu'on dit être dans l'uſage de juger des maladies par les divers états du pouls, aſſurent qu'il y a un pouls *particulier pour le foie* (1); c'eſt ce qui a principalement donné l'idée d'examiner s'il y avoit réellement un pouls *hépatique*, ſans chercher s'il étoit tel que les médecins Chinois l'ont décrit, parce que ce qu'ils ont dit à cet égard ne mérite pas attention.

J'ai trouvé que les ictériques ont un pouls qui leur eſt propre ; il eſt à la vérité difficile à reconnoître d'abord, mais il devient plus marqué lorſqu'il commence à ſe faire dans le foie quelque mouvement critique ; & ce qui eſt très-remarquable, c'eſt que ce caractère particulier du pouls

(1) Hiſtoire des Chinois.

se montre beaucoup plus sensiblement du côté droit que du côté gauche.

Ce pouls est évidemment *inférieur;*
après le *stomacal*, il n'y a point de
pouls *critique* aussi *concentré;* il n'a
ni *dureté ni roideur*, il est *inégal*,
& cette *inégalité* consiste en ce que
*deux ou trois pulsations inégales entre
elles, succèdent à deux ou trois pulsations parfaitement égales, & qui semblent souvent naturelles.*

Ce pouls est moins *fort*, *moins
brusque* que celui de la matrice, &
encore moins *vif*, moins *irrégulier*
que *l'intestinal:* on ne le trouve jamais *rebondissant*, à moins qu'il ne
soit *compliqué* avec quelque autre
espèce de pouls *critique*, à laquelle
le *rebondissement* soit nécessairement
joint.

Mais ces marques qui caractéri-
sent exactement le pouls *hépatique*,
ne suffisent pas pour le faire reconnoître facilement; il est si souvent
compliqué avec d'autres espèces de
pouls *critique*, principalement avec
le *stomacal* & *l'intestinal*, que les oc-

çafions de le trouver avec fon caractère *fimple* font fort rares, excepté
le moment dans lequel la crife du
foie fe détermine parfaitement.

. Il faut d'ailleurs obferver qu'indépendamment de la jauniffe, le
foie eft fujet à plufieurs fortes d'embarras, qui ne peuvent manquer de
produire dans le pouls des changemens qui tiennent du caractère
hépatique. Lorfque ces embarras ne
fe trouvent pas être fupérieurs à l'effort critique, les changemens du
pouls fuivent à peu près le même
ordre que dans les jauniffes, c'eft-à-
dire, que ces changemens font peu
reconnoiffables dans les commencemens, & beaucoup plus marqués
à proportion du progrès de la
crife.

Le pronoftic d'une jauniffe critique,
que Solano dit avoir fait par le pouls,
èft fort remarquable. « Ce méde-
» cin voyoit avec deux ou trois cé-
» lèbres praticiens de Madrid, un
» malade qui tomba dans une mé-
» lancolie opiniâtre, caufée par le
» chagrin qu'il conçut d'être lou-

» che. Solano apperçut le pouls de
» *la sueur*, qu'il appeloit *inciduus*, »
(& qui n'est qu'une gradation de
deux ou trois pulsations qui vont
en augmeutant;) c'étoit » après cha-
» que vingtième diastole, avec une
» tension considérable à l'artère ;
» ce pouls revenoit ensuite régu-
» lièrement entre la septième & la
» huitième pulsation. Solano dit alors
» que la crise approchoit ; & par la
» dureté du pouls, & quelques autres
» circonstances de la maladie, il jugea
» & pronostiqua ouvertement que ce
» seroit une jaunisse ; le malade devint
» en effet tout jaune du troisième
» au quatrième jour depuis le pro-
» nostic. »

M. Nihell remarque » que Solano
» connut bien par la dureté du pouls,
» que cette crise ne seroit pas une
» sueur ; mais il ne dit pas, ajoute
» M. Nihell, ce qui le détermina
» à assurer que ce seroit une jaunisse,
» à moins que, comme il survint au
» malade, trois jours avant la crise,
» une douleur & une tension aux

» hypocondres, Solano ne jugeât que
» cette maladie ne se termineroit pas,
» par la diarrhée, le vomissement,
» &c. parce que le pouls annonçoit
» une autre espèce de crise, & que la
» jaunisse ne pouvoit être regardée
» que comme une conséquence natu-
» relle de l'état de la maladie. »

OBSERVATION LXVIII.

Un hypocondriaque rend des urines rouges, chargées, le ventre est
un peu gonflé, le malade est tourmenté de flatuosités ; il y a des
grouillemens considérables ; le pouls
devient *intestinal* bien décidé, la
bile coule, il y a des évacuations
copieuses jusque vers le sixième jour,
que le malade fut vivement affecté
d'un chagrin qu'on lui causa ; le pouls
devient fort *concentré*, il perd beaucoup de son ressort, & il n'est presque plus *inégal ;* les urines sont claires, le ventre s'arrête, les grouillemens sont suspendus, & vers la fin
du septième jour le malade devient
extrêmement jaune par tout le corps ;

le

le pouls refte dans le même état de *conftriction & de foiblefse* jufque vers le onzième de la maladie ; il rédevient *inteftinal ;* la bile coule abondamment avec le fecours de quelques légers purgatifs, & la maladie eft terminée.

OBSERVATION LXIX.

Un jeune homme qui a du chagrin tombe dans un abattement fingulier ; il fe plaint d'un bouleverfément général qu'il dit fe faire dans fes entrailles ; le pouls eft *inférieur* fans être déterminé à aucune excrétion ; dans cet état, le malade mange beaucoup & fe donne une indigeftion qui fe termine par des vomiffemens ; le pouls, qui a paru *convulfif, ftomacal,* pendant le travail de l'indigeftion, eft le lendemain plus *tranquille,* plus *égal, mieux réglé* qu'il ne l'étoit avant le vomiffement ; le ventre eft refferré ; les urines coulent peu, & deux jours après cette indigeftion le malade devient très - jaune en peu d'heures.

Tome I. F

Le pouls annonçoit un embarras dans le bas-ventre avant l'indigef-tion ; cet embarras, qui auroit dû naturellement être fuivi d'évacuation, ne le fut point ; l'indigeftion fufpen-dit l'effort des entrailles, elle changea le pouls ; fi l'on avoit fait attention à ce changement, & qu'on eût jugé que les matières qui ne s'étoient pas évacuées par les voies ordinaires, devoient devenir une caufe d'rritation qui ne pouvoit que changer l'ordre de l'action des vifcères, auroit-on pu lé-gitimement foupçonner qu'il arrive-veroit une jauniffe ?

OBSERVATION LXX.

Abattement général , embarras d'entrailles, pefanteur de tête, fiè-vre dans un vieux goutteux ; le pouls eft *très-dérangé* les deux premiers jours , les pulfations font *inégales*, mais le pouls n'eft pas exactement *inteftinal ;* fon *irrégularité* eft plus évi-dente du côté droit que du côté gau-che : quoiqu'il n'y eût ni douleur ni tumeur du côté du foie , je jugeai néanmoins qu'il étoit fort à craindre qu'il ne se formât quelque embarras dans ce viscère ; le malade fut saigné du bras, & on le mit dans l'usage d'apozèmes faits avec des plantes nitreuses ; ce qui n'empêcha pas qu'au quatrième de la maladie le malade ne devînt jaune par tout le corps ; vers le neuvième, le pouls se développe, il est beaucoup plus *inégal* ; il devient *intestinal* bien déclaré, & la maladie se termine par de copieuses évacuations que produisent quelques légers purgatifs.

On voit par cette observation, que dans l'état où se trouvoit le pouls du côté droit au troisième jour de la maladie, on auroit pu prédire une jaunisse.

OBSERVATION LXXI.

Un jeune homme âgé de quinze ans avoit depuis son enfance un embarras marqué à la rate, il se plaignoit de temps en temps de douleurs très-vives dans l'hypocondre gauche ; le pouls gauche étoit ordinairement ,

& fur-tout dans les paroxifmes de cette douleur, plus *irrrgulier*, plus *vif*, plus *tendu* que celui du côté droit.

Il eft à préfumer que les variations que l'action de la rate opère fur le pouls, doivent être rapportées à la claffe du pouls *d'irritation*; cependant, fi la rate forme un réfervoir particulier pour le fang, ce réfervoir fait vraifemblablement, lorfqu'il fe vide ou lorfqu'il fe remplit, des changemens fur le pouls ; ces changemens, lorfqu'on fera parvenu à les bien déterminer, ferviront à caractérifer le pouls *fimple de la rate*, que je n'ai pas eu occafion d'obferver affez pour en bien connoître les fignes diftinctifs.

CHAPITRE XIV.

Du Pouls simple des hémorroïdes.

CETTE espèce de pouls tient un peu du pouls *supérieur*, sur-tout du *nazal*, & quoiqu'il soit examiné ici comme *simple*, il est pourtant très-communément *compliqué* avec le pouls *d'irritation*, peut-être même l'est-il toujours.

Ce n'est que par une suite d'observations faites avec la plus grande attention, qu'on a pu parvenir à constater exactement le caractère de cette espèce de pouls, souvent même il y a beaucoup de difficulté à le distinguer du pouls des règles.

Stahl a remarqué qu'il y a beaucoup de ressemblance entre la disposition des vaisseaux hémorroïdaux & celle des vaisseaux de l'intérieur des narines, ainsi qu'entre plusieurs des affections auxquelles ces parties sont sujettes ; il a remarqué aussi qu'il y avoit un rapport particulier entre elles ; en effet, il n'eſt pas rare de voir l'hémorragie d'une de ces parties ſuccéder & ſuppléer à celle de l'autre. Cette obſervation bien approfondie ſeroit propre à jeter des doutes ſur pluſieurs idées reçues au ſujet des conſéquences tirées des lois de la circulation. Voyez Chapitre XXI.

L'état d'*irritation* qui paroît preſque inſéparable du pouls des hémorroïdes, eſt cauſe qu'on a ſouvent de la peine à juger ſi un flux hémorroïdal eſt critique ou ſymptomatique ; les remarques que Stahl & ſes diſciples ont faites ſur le flux hémorroïdal, quelque utiles qu'elles ſoient, n'ont pourtant pas déterminé ce qui peut ſervir à faire cette importante diſtinction. Venons aux marques qui caractériſent le pouls hémorroïdal.

Ce pouls eſt inégal comme toutes les autres eſpèces de pouls inférieur, mais c'eſt d'une inégalité qui lui eſt particulière, ſes pulſations ſe reſſemblent peu entr'elles par la force, & encore moins pour les intervalles ; ces pul-

*fations, lorfqu'elles font moins inéga-
les, paroiffent prefque toujours tenir de
l'état d'irritation : il y en a néanmoins
de temps en temps quelques-unes de plus
dilatées & où le refferrement eft moins
fenfible ; ces pulfations plus dilatées
font bientôt fuivies de pulfations où
il y a du rebondiffement ; voici l'ordre
à peu près que ces changemens ont
accoutumé de fuivre.*

*A trois ou quatre pulfations un peu
concentrées, vives, roides, prefque égales, fuccèdent deux ou trois pulfations
un peu dilatées, comme arrondies &
moins égales ; les trois ou quatre pulfations fuivantes fe font avec du rebondiffement ; mais ces diverfes pulfations ont ceci de commun, c'eft qu'on
y trouve une forte de tremblottement
affez conftant, plus de fréquence &
de fonds de refferrement, que dans les
autres efpèces de pouls inférieur.*

*On fent pour ainfi dire une forte de
profondeur du pouls, & cette profondeur, jointe au tremblottement des pulfations, femble être le caractère le plus
diftinctif entre le pouls des règles &
celui des hémorroïdes : celui-ci eft moins*

F iv

dilaté que le premier ; celui des hé-
morroïdes n'eſt jamais intermittent,
non plus que celui des règles ; ou s'il
l'eſt, le dévoiement ſe joint aux hé-
morroïdes.

Au reſte, ce n'eſt qu'avec beaucoup d'attention, & en combinant la
diſpoſition, l'état habituel, l'âge &
le tempérament du ſujet qu'on examine, qu'il faut ſe flatter de diſtinguer par l'état du pouls l'engorgement
des vaiſſeaux hémorroïdaux, le té-
neſme, ou le flux hémorroïdal rouge
ou *muqueux* ; car ce ſont là les incommodités que ſuit & qu'annonce
le pouls des hémorroïdes, dont les
différens degrés ne peuvent être bien
reconnoiſſables qu'avec le ſecours de
cette comparaiſon.

OBSERVATION LXXII.

Une femme âgée de près de 60 ans,
bien conſtituée naturellement, eut
une affection convulſive dans la région épigaſtrique ; le principal accident étoit une eſpèce de hoquet preſque continuel, ſuivi dans ſes inter-

valles de fréquentes naufées ; la malade difoit fentir fur la région de la poitrine & de l'eftomac un refferrement fort incommode. Je ne fus appelé que le vingtième jour de la maladie, pour laquelle on avoit déja mis en ufage plufieurs fortes de remèdes ; je fis faire une faignée du bras, & j'ordonnai pour le lendemain de l'ipécacuanha qui eut le fuccès qu'on en pouvoit attendre ; les accidens difparurent, mais ils revinrent vers le trente-cinquième jour, fans qu'on pût s'en prendre à aucun défaut notable de régime ; ils fe calmèrent naturellement peu de temps après.

Il refta à la place de ces accidens un mal-aife général, une inquiétude fingulière dans l'efprit de la malade, un abattement extraordinaire fans fièvre bien décidée ; on employa toutes fortes de remèdes, les adouciffans, les toniques, les amers, toutes les efpèces de fels, la faignée du pied, &c. tout fut inutile ; les remèdes ne faifoient même qu'aigrir le mal, & ils excitoient des bouffées

F v

de chaleur qui fembloient partir des entrailles & remonter à la tête ; les pieds étoient légèrement enflés, les urines tantôt briquetées, tantôt claires, le ventre toujours mollet & point douloureux.

Le pouls, qui avoit été jufque-là *fec, vif, concentré, un peu fréquent & égal, devint inégal mais ferré dans bien des pulfations ; il y en avoit qui étoient dilatées ; on fentoit dans d'autres du rebondiffement avec un tremblotement de l'artère.* Plufieurs jours fe passèrent fans qu'il arrivât rien de nouveau. Déterminé par la perfévérance de cette efpèce de pouls, je foupçonnai une difpofition au flux hémorroïdal, & je l'annonçai ; quelques jours après, & le foixantième à peu près de la première attaque, la malade rendit trois ou quatre palettes de fang par le fondement. Depuis cet inftant, elle fut délivrée de toutes fes incommodités, & reprit fa gaieté naturelle.

OBSERVATION LXXIII.

Fièvre putride maligne ; la tête

légèrement prise, cinq saignées, dont deux du pied, faites au cinquième jour; le visage fort pâle, les extrémités froides, le pouls *irrégulier, comme vide, & néanmoins avec une roideur considérable, un tremblottement des parois de l'artère & quelques légers rebondissemens.*

Quoique le ventre ne fût ni tendu, ni gonflé, ni douloureux, je présumai néanmoins qu'il y avoit de l'embarras & quelque tension singulière dans les vaisseaux du bas-ventre ; je trouvai qu'on avoit donné ce jour-là une décoction de tamarins avec deux grains de tartre stibié : le malade mourut la nuit suivante, c'est-à-dire, à l'entrée du sixième jour, rendant une grande quantité de sang par le fondement.

OBSERVATION LXXIV.

Un homme âgé d'environ soixante ans, fort adonné au vin, avoit eu long-temps la fièvre quarte; il tomba dans un abattement extraordinaire, perte d'appétit, gêne dans toute l'étendue du bas-ventre : le pouls eſt *vif*, *dur*, *profond* pendant près de trois ſemaines ; il ſe *développe* un peu, après un long uſage d'apozèmes & de bols apéritifs ; il devient *plein*, *dur*, *inégal avec quelques rebondiſ-ſemens peu ſenſibles* ; il reſte pluſieurs jours dans cet état ; le malade rendit naturellement par bas, dans l'eſpace de vingt-quatre heures, plus de ſix pintes d'une matière noire avec beau-coup de petits caillots de ſang mê-lés de glaires : quelque temps après il devint hydropique.

OBSERVATION LXXV.

Un mélancolique ſujet au flux hé-morroïdal a ordinairement le pouls *tendu*, *vif*, *aſſez plein*, *irrégulier* ; pendant les cinq ou ſix jours qui pré-cèdent l'évacuation, le pouls ſe *di-late ſenſiblement*, *il eſt très-inégal*, *tremblottant avec des rebondiſſemens inégaux entre eux* & *aſſez fréquens* ; le flux hémorroïdal ſurvient ; il eſt quelquefois très-abondant, & dès qu'il eſt fini, le pouls reprend ſon état ordinaire. Cette perfonne a très-bien appris à juger par fon pouls des approches du flux hémorroïdal.

OBSERVATION LXXVI.

Colique affez vive dans un autre fujet mélancolique ; le pouls eft *obf-cur, ferré* ; enfuite *il fe développe un peu, mais il refte une roideur confidé-rable dans l'artère ; fes battemens font inégaux, il y a quelques foibles re-bondiffemens & des intermittences peu fréquentes.* On avoit faigné le malade une fois, & on lui avoit donné beau-coup d'huile d'amandes douces ; il y eut des évacuations bilieufes & affez confidérables le fixième jour ; le pouls devint un peu plus *mou*, & ceffa d'être *intermittent* ; il y eut deux jours après un prodigieux engor-gement des vaiffeaux hémorroïdaux ; on employa inutilement des faignées & des demi-bains pour diffiper cet engorgement, le pouls étoit toujours dans le même état, mais encore plus vif & plus *convulfif* vers le foir, &

toutes les fois que les douleurs augmentoient.

Il sortit enfin par le fondement une grande quantité de matières séreuses, *muqueuses* & sanguinolentes ; les vaisseaux hémorroïdaux se dégagèrent ensuite peu à peu, & le pouls revint, par degrés, dans son état ordinaire.

OBSERVATION LXXVII.

Un mélancolique adonné à ses plaisirs, qui avoit fait pendant près de trois mois de violens exercices, prétendoit être fort incommodé, & prit de lui-même pendant plusieurs jours des eaux de Bagnères chaudes & salées, & regardées comme très-purgatives ; il lui en resta un flux hémorroïdal assez considerable ; c'est alors que je fus appelé ; je trouvai le pouls *irrégulier, un peu rebondissant, tantôt plein & tantôt resserré ;* on employa inutilement les remèdes accoutumés ; l'hémorragie subsista toujours, & le malade mourut dans le marasme. Le pouls, qui s'étoit toujours foutenu dans le même état, quoique fort *affoibli*, devint trois ou quatre jours avant la mort plus *ferré*, plus *égal*, plus *convulfif*.

OBSERVATION LXXVIII.

Le pouls eft *fréquent* & *ferré* les trois premiers jours après l'opération d'une fiftule confidérable au fondement, faite à un homme âgé de quarante-cinq ans ; vers le quatrième jour le pouls *fe dilate*, il eft *légèrement rebondiffant*, très-tremblotant, fort *irrégulier* ; il furvient une hémorragie d'un panfement à l'autre ; le fang perce tout l'appareil ; le rectum fe remplit de gros caillots ; le malade eft très-foible : le pouls redevient *petit*, *ferré*, *tendu* ; il reprend enfuite des forces, la fuppuration s'établit ; elle dura un temps confidérable, & le malade guérit.

OBSERVATION LXXIX.

Pâles-couleurs dans une fille âgée de vingt-cinq ans, inquiète, vaporeuſe, de complexion sèche ; le pouls paroît chaque mois annoncer l'approche des règles ; il eſt *inégal, légèrement rebondiſſant , dur , ſerré, convulſif, tremblotant ;* au lieu des règles , il paroît quelques jours après un flux hémorroïdal.

OBSERVATION LXXX.

Une fille âgée de quarante-ſept ans, qui a ceſſé d'être réglée à quarante-quatre, a ſouvent le pouls aſſez ſemblable au pouls des règles, il *s'élève, ſe durcit, eſt inégal, fort ſerré, un peu rebondiſſant ;* les vaiſſeaux hémorroïdaux s'engorgent ; cet engorgement eſt quelquefois ſuivi d'un flux hémorroïdal , & jamais les règles ne paroiſſent.

OBSERVATION LXXXI.

Le pouls eſt *fiévreux, fréquent* & *petit* à la ſuite d'une ancienne dyſſenterie, dans un vieux homme infirme, il *s'élève de temps en temps, il eſt un peu rebondiſſant, très-tremblo-*

tant, *si profond quelquefois qu'il pa-roît se dérober au doigt ;* les pulsa-tions sont fort irrégulières, *tantôt une pulsation n'attend pas l'autre, tantôt il se trouve des intervalles considérables;* il y a un ténesme qui résiste à tous les remèdes appropriés ; il ne sort que des matières muqueuses & ensanglan-tées, & le malade meurt enfin dans le marasme, ayant les extrémités œdé-mateuses.

Le cadavre étant ouvert, on trou-va dans le rectum & dans la plus grande partie du colon, une grande quantité de tubercules noirâtres à peu près comme des meures, ou comme des espèces de crètes spongieuses, d'où il sortoit du sang lorsqu'on les exprimoit.

Observation LXXXII.

J'ai observé plusieurs fois le pouls *dur, irrégulier, légèrement rebondis-sant, inégal,* deux & trois mois avant que le flux hémorroïdal se dé-terminât, & c'étoit dans des personnes qui n'y étoient point encore sujettes.

On aura souvent lieu de faire la même observation pour le pouls des règles dans des filles qui, n'étant pas
encore réglées, sont arrivées à peu
près au temps de l'être.

Il semble que plus les périodes
d'une évacution critique sont éten-
dus, & plus les signes de cette évacuation se font sentir de loin, sur-
tout avant la première dérermina-
tion critique. Ceci tient aux révolutions des maladies chroniques. *Voy.
les Chap. XXVI*, &c.

CHAPITRE XV.

Du Pouls simple *de l'excrétion critique des urines.*

La sécrétion ordinaire de l'urine
rénale, peut être regardée comme
une sorte de filtration qui se fait
presque sans aucun effort marqué de
la part des reins (1); la modification
particulière que le pouls reçoit par

(1) Voy. Recherches sur les Glandes, &c.

l'action *critique* d'un organe, n'est vraisemblablement due qu'à l'effort que
cet organe fait pour l'excrétion ;
cette modification ne peut donc pas
avoir des signes évidens dans l'excrétion des reins, si leur action *excrétoire* n'est pas susceptible d'un changement propre à se faire sentir dans
le pouls.

Hippocrate dit que ceux » qui
» ont les hypocondres élevés avec
» bruit, s'ils viennent à sentir de la
» douleur aux reins, leur ventre se
» relâche & devient libre, à moins
» que les vents ne s'échappent par
» bas, ou qu'il ne leur survienne un
» grand flux d'urines (1). »

Cette observation fait voir qu'il
y a un grand rapport entre l'excrétion par la voie des intestins &
celle qui se fait par la vessie ; elle
peut appuyer l'opinion de ceux qui
pensent que la matière des urines
est formée en partie de la rosée qui
abonde dans la capacité du bas-ventre, & que la vessie ne cesse d'ab-
sorber. L'observation d'Hippocrate

(1) Aphor. 73 , sect. 4.

prouve aussi que les signes antécédens de l'excrétion des intestins, peuvent être confondus avec ceux de l'excrétion de l'urine.

» Solano n'a point observé de » crise simple par les urines sans la » complication de la diarrhée, plus » ou moins considérable ; il n'a con- » nu aucun signe nouveau de cette » crise ; il avance seulement, que » la mollesse de l'artère jointe à l'in- » termission, est un signe certain » d'une crise par les urines, compli- » quée avec la diarrhée. » Le pouls de l'excrétion des urines seroit donc, suivant les observations de Solano, toujours *compliqué* ou *composé*, & jamais *simple*.

Ce pouls, lorsqu'il est bien criti- que, se trouve avoir beaucoup de rapport avec le pouls *intestinal*, en ce que ses pulsations sont *inégales* ; mais il paroît *que dans cette inéga- lité même, il y a une sorte de régu- larité qui manque au pouls intesti- nal : le pouls des urines a plusieurs pulsations moindres les unes que les autres, & qui vont en diminuant jusqu'à se perdre, pour ainsi dire, sous le doigt ; c'est dans ce même ordre qu'elles reviennent de temps en temps ; les pulsations qui se font dans ces intervalles, sont plus développées, assez égales & un peu sautillantes.*

Enfin, il semble, & celle-là est très-remarquable, que ce pouls soit *l'inverse* de celui de la sueur dont il sera parlé au chapitre suivant ; c'est ce qui paroît indiqué par le petit nombre d'observations qu'on a pu faire sur les signes propres de l'excrétion des urines.

Observation LXXXIII.

Un homme de moyen âge, très-bien constitué, tomba dans un abattement & un état de mélancolie qui lui fit ardemment désirer de faire des remèdes ; il en avoit déja fait beaucoup lorsque je fus appelé ; il me demanda de le voir pendant trois jours, de lui tâter le pouls, sans qu'il voulût entrer dans aucun détail sur son état. Ayant examiné son pouls avec beaucoup d'attention, pendant le temps convenu, je trouvai qu'il étoit *irrégulier*, *sans intermittences*, *tantôt fort*, *tantôt foible*; *il y avoit de temps en temps cinq ou six pulsations qui alloient en diminuant*, & *puis les pulsations fortes reparoissoient avec des inégalités remarquables.*

Le malade m'apprit alors, qu'il étoit tourmenté de beaucoup de vents, qu'il avoit des maux de reins continuels; & qu'il sentoit presque toujours une pesanteur fort importune sur l'estomac.

Je commençai par le mettre dans l'usage de quelques apozèmes nitreux. Il fut plus agité qu'à l'ordinaire pendant deux ou trois nuits consécutives, il y eut ensuite des évacuations bilieuses assez abondantes; le malade fut purgé avec un purgatif ordinaire, & je le mis dans l'usage journalier de quelques verres d'une décoction de rhubarbe & de raisins secs.

Le désordre des entrailles, la douleur des reins & la pesanteur de l'estomac subsistèrent, ainsi que l'état du pouls, pendant plusieurs jours ; enfin les urines devinrent épaisses, & avec cela très - abondantes durant trois nuits consécutives ; le pouls reprit son état naturel, & le malade fut délivré de ses accidens & de ses inquiétudes.

OBSERVATION LXXXIV.

Une femme âgée de 26 ans, soupçonnée d'avoir des embarras considérables au foie & à la matrice , est devenue hydropique ; le pouls a été constamment *ferré, concentré, convulsif;* enfin il a changé sans cause manifeste ; il s'est *élevé*, il est dévenu *nazal bien décidé ;* ce qu'il n'est pas rare d'observer dans les hydropisies un peu avancées ; la malade a eu un saignement de nez. On a donné un vomitif, suivant des indications bien marquées ; ce vomitif a eu le succès qu'on en pouvoit attendre ; le pouls est resté à peu près dans le même état. On a donné ensuite six gros de nitre purifié dans deux verres d'eau commune , à une

heure d'intervalle l'un de l'autre ; remède éprouvé en pareil cas. Ce remède n'a opéré ici que par les urines ; elles ont coulé très-abondamment pendant trois jours ; le volume
du ventre a sensiblement diminué,
ainsi que l'enflure des extrémités inférieures.

Le pouls, précédemment *supérieur*
& un peu *convulsif*, a été pendant l'o-
pération du nitre, *inférieur, irrégulier, inégal ; il y avoit des pulsations
assez fortes, suivies de cinq ou six
qui diminuoient à proportion qu'elles
s'éloignoient de la première.* Le pouls
a changé le quatrième jour, il est
redevenu *supérieur* & *nazal* ; le saignement de nez a reparu ; les urines sont rouges, & en très-petite
quantité ; l'enflure augmente & revient à son premier point.

OBSERVATION

OBSERVATION LXXXV.

Une fille âgée de quatorze ans, & qui n'eſt pas encore réglée, a toutes les nuits, depuis les premiers temps de ſon enfance, une incontinence d'urine; elle n'en rend point dans la journée, & c'eſt pendant le ſommeil qu'elle perd ſon urine abondamment; on a eſſayé inutilement toute ſorte de remèdes.

Cette fille a habituellement la peau sèche & froide, le pouls très-*petit*, *ſerré*, *& aſſez égal*; elle a chaque ſoir une ſorte de friſſon en entrant dans ſon lit; elle s'endort; ſon pouls *ſe développe* pendant le ſommeil, il devient *inégal*, *quelques pulſations vont en diminuant à proportion qu'elles s'éloignent de la première*; l'excrétion de l'urine ſe fait vers minuit, ſans que la fille s'en apperçoive; ſon pouls eſt le lendemain, comme la veille, *petit*, *ſerré*, *convulſif*.

Il eſt certain que les évacuations critiques du ventre ſont aſſez ſouvent accompagnées d'une excrétion critique d'urines; mais il n'eſt pas démontré, comme Solano paroît le croire, que cette dernière excrétion ſoit toujours jointe avec la diarrhée; il eſt au moins douteux que les caractères du pouls qui précède l'excrétion critique des urines, compliquée avec la diarrhée, ſe réduiſent à la *molleſſe* & à l'*intermittence :* c'eſt ce qu'on peut conclure des obſervations rapportées. M. Nihell ne paroît pas être entièrement de l'avis de Solano à l'égard du pouls des urines.

Au reſte, les praticiens ſavent que les excrétions abondantes d'urines crues, toujours précédées & accompagnées d'un pouls *un peu inégal, ſerré, convulſif*, ne ſont preſque jamais que ſymptomatiques : d'ailleurs l'obſervation fait voir que les criſes complètes, par des urines abondantes, ſont extrêmement rares ; le flux critique d'urine, nommé par les anciens *Perirrhie*, étoit même conteſté parmi eux.

L'excrétion abondante d'urines, nommée *diabètes*, a été comparée fort à propos au dévoiement ; il faut

ajouter, pour rendre la comparaison
plus parfaite, que ce dévoiement auquel le *diabètes* est comparable, est
symptomatique, *colliquatif*, *non-critique*; on ne doit donc pas s'attendre à un pouls bien critique dans le
diabètes.

CHAPITRE XVI.

Du Pouls qui annonce la sueur critique.

Il est décidé par les auteurs anciens & modernes, que la sueur critique est précédée du pouls *plein*,
souple, *ondulant* : ce pouls paroît
être le seul pouls critique décrit par
Galien qu'on s'est long-temps contenté
de copier, sans faire des efforts pour
aller plus loin que lui, & que les
modernes ont trop négligé au sujet
de l'histoire du pouls.

Solano soutient que le pouls qui
annonce la sueur critique, & qu'il
nomme *inciduus*, est celui » dans le-

» quel deux pulſations , trois ou qua-
» tre tout au plus , s'élèvent non-
» ſeulement au-deſſus des autres,
» mais auſſi , par degrés, chacune au-
» deſſus de la précédente ; la ſecon-
» de au-deſſus de la première , &
» ainſi de ſuite , juſqu'à la quatriè-
» me incluſivement ; car Solano n'a
» jamais obſervé plus de quatre pul-
» ſations conſécutives de cette ſor-
» te. » M. Nihell n'a jamais obſervé
le pouls *inciduus*.

Ce pouls *inciduus* paroît être différent de l'*ondulant* , avec lequel le
pouls *pectoral ſimple* ſe trouveroit avoir
plus de rapport.

On pourroit inférer de-là , que les
cas où les anciens ont trouvé le pouls
ondulant , étoient des cas *compliqués*
d'un double mouvement critique,
qui tendoit en même temps à l'excrétion des crachats & à celle de la
ſueur.

En effet , le mélange du pouls *pectoral* avec celui *de la ſueur* n'eſt pas
rare ; auſſi n'eſt-il pas rare de voir des
malades qui crachent & qui ſuent

abondamment en même temps : mais il n'eſt queſtion ici que du pouls *ſim-ple* de la *ſueur.*

Ce pouls, lorſqu'il eſt bien criti-que, eſt conſtamment *plein*, *ſouple*, *développé*, *fort* ; il a tant de rapport avec le pouls *ſupérieur*, qu'à moins d'une attention particulière, ou d'une grande habitude d'en juger, il eſt difficile de ne pas les confondre ; il eſt au contraire très-rare de le trou-ver joint au pouls *inférieur ;* auſſi les anciens mettoient-ils la rougeur de la face, qui indique le tranſport des humeurs vers les parties ſupérieures, parmi les ſignes les plus certains de la ſueur.

Le *développement* qui eſt un carac-tère du pouls de la *ſueur* critique, eſt prouvé même par les obſervations de Solano. Il dit *avoir trouvé le pouls de la ſueur mou ;* cette *molleſſe* n'eſt autre choſe que le *développement* qui, ainſi qu'on l'a dit en ſon lieu, eſt un ſigne propre à tous les pouls cri-tiques.

Voici la deſcription du pouls cri-tique de la ſueur. *Lorſque le pouls eſt* plein, souple, développé, fort, qu'à ces modifications se joint une inéga-lité, dans laquelle quelques pulsations s'élèvent au dessus des pulsations or-dinaires, & vont en augmentant jus-qu'à la dernière, qui se fait distinguer par une dilatation & en même temps une souplesse plus marquée que dans les autres pulsations, il faut toujours attendre une sueur critique.

Il est dit dans cette description, qu'il y a *quelques pulsations qui s'é-lèvent au-dessus des autres & qui vont en augmentant.* Solano a borné le nombre de ces pulsations ainsi gra-duées à celui de quatre, & commu-nément on n'en trouve que deux ou trois; un auteur plus moderne que Solano, & cité dans la préface, dit avoir observé plus de cinq *élévations graduées* : ce sur quoi il faut attendre la décision des observateurs.

On ne sauroit trop répéter que la première condition du pouls critique de la sueur est d'être *développé, dilaté,* & sur-tout *assez égal dans les inter-valles des pulsations;* car il y a des pouls *compliqués,* dans lesquels deux ou trois pulsations sont plus fortes que les ordinaires, & où il semble qu'il y ait quelque sorte de gradation, sans que ces pouls soient suivis de sueur ; mais dans ces cas il y a une *roideur*, *une tension*, *une sécheresse* considérable de l'artère, ainsi qu'un *sautillement* & une *inégalité* dans les distances des pulsations, qui ne se trouvent point dans le pouls *simple* de la sueur critique.

Il n'y a pas beaucoup de sueurs bien critiques ; elles ne sont le plus souvent que symptomatiques. Hippocrate a prononcé que » les sueurs » promptes & violentes, celles même » qui arrivent aux jours critiques, sont » dangereuses, ainsi que celles qui » sortent du front en manière de » gouttes, & les sérosités saillantes » fort froides & en quantité ; car il faut » nécessairement que de telles sueurs » soient faites avec beaucoup de vio-» lence, par un travail excessif, & par » une longue expression (1). » On trouve toujours, en ces cas-là, le

(1) Aphor. 4, sect. 8.

pouls de la sueur *compliqué* avec celui d'*irritation*.

Quant aux sueurs symptomatiques, » celles qui coulent toujours, dit en- » core Hippocrate, font juger que le » corps abonde en humeurs, & qu'il » faut évacuer (1). La sueur qui » survient à un fébricitant sans que » la fièvre cesse, est un mal, parce » qu'elle signifie que la maladie sera » longue (1). » Il ne faut pas chercher dans ces sueurs tous les signes des sueurs critiques.

Solano prétend qu'il ne trouvoit pas le pouls *inciduus dans les sueurs qui arrivent à la fin des accès de fièvre inrermittente :* cette règle n'est pas générale, car le pouls *de la sueur* se trouve quelquefois dans les derniers accès de fièvre, c'est-à-dire sur la fin de la maladie.

Les sueurs critiques arrivent aussi dans les maladies aiguës & continues, sur la fin, ou du moins *dans des jours marqués par les signes d'une bonne coc*

______

(1) Aphor. 61 , sect. 4.

(2) Aphor. 56, sect. 4.

tion (1) ; elle font précédées d'une *espèce singulière de tremblement & de la suppreffion des urines* (2), qui, felon Avicenne, font en ces cas-là *fort rouges & fort enflammées* : ces efpèces de fueurs ne manquent jamais d'être précédées & même accompagnées du pouls critique qui leur eft propre.

On trouve à peu près le même pouls dans l'éruption favorable de la rougeole & de la petite vérole, excepté qu'il n'a pas tout-à-fait le même degré de *molleffe* ; car, quoique le pouls foit ordinairement *non-critique* au commencement de ces maladies, il fe *développe* bientôt, lorfqu'elles font bénignes : il eft fort ordinaire de trouver alors le pouls de la fueur qui indique le tranfport des humeurs vers la furface de la peau ; cependant il y a toujours une tendance marquée au *rebondiffement*, qui fe change pour ainfi dire en *ondulation* dans le cas d'une éruption favorable ;

(1) Hipp. Aphor. 36, feɛt. 4.
(2) *Idem.* Epid. feɛt. 1, liv. 6.

c'eſt ce qui montre parfaitement le rapport du pouls de la ſueur, avec le pouls *ſupérieur* auquel il ſe trouve ſouvent joint.

Pluſieurs auteurs célèbres ont avancé que quelquefois « le mouvement » tonique vital paroît ſe déterminer » de l'intérieur du corps à l'extérieur, » & réciproquement de l'extérieur à » l'intérieur (1); » c'eſt de ce changement qu'il faut déduire le tremblement & le reſſerrement qui, ſuivant Hippocrate, précède la ſueur; la chaleur qui ſurvient après le *friſſonnement*, eſt une preuve que les viſcères ſe ſont dégagés de la ſurabondance d'humeurs, dont ils ſe trouvoient chargés pendant le reſſerrement.

C'eſt vraiſemblablement à la faveur de ces principes qu'on parviendra à découvrir les cauſes particulières des divers changemens du pouls dans toutes les excrétions critiques.

(1) Hofmann. Médec. raiſon. T. 3, ſect. 1, chap. 6. Voyez Stahl. Thèſe des eaux d'Aquitaine, &c.

OBSERVATION LXXXVI.

Une fille fort âgée eſt ſujette à ſuer toutes les nuits, depuis plus de dix ans : elle a une ſi grande diſpoſition à la ſueur, que pour peu qu'elle approche du feu, ou qu'elle ſoit couverte dans ſon lit, il lui vient tout d'un coup des ſueurs abondantes ; la ſeule vue du ſoleil, un rayon même qui tombe ſur ſa main, & les lumières dans une chambre fermée, lui excitent d'abord la ſueur ; il faut qu'elle ſoit toujours dans l'obſcurité, & preſque point couverte dans ſon lit ; ſon pouls eſt ordinairement *plein, fort, aſſez égal ;* dès qu'elle ſent une augmentation de chaleur, ce qu'elle appelle *ſa ſueur qui vient,* le pouls devient *plus plein, plus ſouple, inégal ;* c'eſt-à-dire, *qu'il y a deux pulſations beaucoup plus élevées que les autres ;* plus ces pulſations reviennent ſouvent, & plus la ſueur eſt prochaine & abondante.

Semblable à des inteſtins dans un état de dévoiement, la peau de cette fille eſt toujours dans une diſpoſition

prochaine à la fueur, *fouple, onc-
tueufe*; le pouls plus ou moins mou,
plein, dilaté; les urines font en très-
petite quantité, & rendues difficilement; le ventre eft fort refferré : ce
qui indique que cette fueur tient beaucoup de la fueur critique.

OBSERVATION LXXXVII.

Sueurs abondantes toutes les nuits,
depuis fort long-temps, dans un homme âgé de quarante-cinq ans ; il croit
avoir remarqué que de deux nuits l'u-
ne, fa fueur eft plus confidérable. Il
lui arrive fouvent, en entrant dans
fon lit, une forte de friffon & de
tremblement par tout le corps ; ce
friffon lui dénote que fa fueur fera
très-abondante.

Le pouls eft habituellement affez
*dilaté, égal, lent: neanmoins l'ar-
tère paroît avoir quelque tenfion, &
cette tenfion ceffe aux approches de la
fueur : alors le pouls devient plus plein,
plus fréquent : on fent très-fouvent
des pulfations plus élevées que les autres : il y en a quelquefois deux, quel-*

quefois trois qui s'élèvent par gradations. Cet état du pouls subsiste jufqu'au déclin de la fueur.

Lorfque la fueur eft moindre qu'à
l'ordinaire , le pouls n'eft pas à beaucoup près aufli *dilaté* , aufli *fouple* ,
& il y a moins de pulfations *élevées*
par-deffus les autres.

OBSERVATION LXXXVIII.

Un homme âgé de vingt-fix ans ,
& qui paroît bien conftitué , eft attaqué d'une fièvre continue ; il a le pouls
rebondiffant prefque à chaque pulfation
dès le premier jour , & ce jour-là
même il fut faigné trois fois du bras ;
cela n'empêcha pas que le foir il ne
faignât du nez. Le lendemain le vifage eft très-rouge, le pouls très-*plein*,
moins *dur* , & point *rebondiffant :* on
fait une faignée du pied. Vers le foir
du quatrième jour le malade eft fort
agité & fort inquiet ; il fent des bouffées de chaleur qui lui montent à la
tête.

Le pouls eft *plein* , *vigoureux* , *fou-*
ple ; on fent des pulfations beaucoup

plus *pleines*, *plus molles les unes que les autres* : & le lendemain, à l'entrée du cinquième jour, le malade est en sueur ; le pouls est encore plus *plein*, plus *mou*, il y a plus souvent des pulsations *élevées* : la sueur dure deux jours consécutifs ; elle est universelle, très-grasse, fétide ; le pouls se soutient dans le même état pendant ce temps-là, les urines ne coulent presque point ; le ventre ne s'ouvre que vers la fin du septième jour, & alors le pouls est devenu *intestinal* : on donne au huitième un léger purgatif, qui réussit bien, & le malade entre en convalescence.

OBSERVATION LXXXIX.

Fièvre continue avec redoublemens ; le pouls est plus ou moins *convulsif*, *non critique*, pendant les douze premiers jours ; il y a de temps en temps, dans cet intervalle, quelques légers *rebondissemens* ; le malade saigne du nez en petite quantité & à plusieurs reprises ; le pouls se *développe* vers le quatorzième jour, il devient *égal*,

mou, on y découvre quelques *pulfations plus élevées* : ces pulfations
font plus fréquentes du quinze au
feize ; j'annonçai la fueur pour le
dix-huitième , ou le vingtième ; elle
parut en effet, & dura jufque vers
le vingt-unième , que le pouls devint *inteftinal* : on donna les jours
fuivans quelques légers purgatifs ,
& au vingt-cinq la maladie fut terminée.

OBSERVATION XC.

Fluxion de poitrine avec le pouls
d'irritation bien marqué , & crachement de fang au quatrième jour : le
pouls fe *développe* au fixième , il
s'étend & fe *ramollit* : il y a des pulfations *plus élevées les unes que les autres*, qui me parurent d'abord tenir
du pouls *redoublé* : j'annonçai les
crachats, au lieu defquels la fueur fe
déclare au feptième ; elle eft fort
abondante jufqu'au neuvième : la
maladie eft terminée le onzième par
des évacuations du ventre, précédées
du pouls qui les annonce, & qui fu-

rent aidées par un purgatif placé sur l'indication du pouls.

Je n'avois pas remarqué, faute d'une suffisante attention, en annonçant la crise par les crachats, que le pouls étoit plus tourné à la sueur qu'à l'expectoration, ce dont je fus convaincu pendant que la sueur dura; car le pouls *fut toujours plein, mou, & il y avoit fréquemment des pulsations élevées au-dessus des autres, & qui étoient tantôt deux à deux, tantôt trois à trois.*

OBSERVATION XCI.

Plusieurs rougeoles, dans lesquelles le pouls est au temps de l'éruption *mou, plein,* avec des pulsations plus *élevées* que les autres; les malades suent assez abondamment, à proportion que l'éruption rougit & s'étend davantage.

Le pouls a paru moins *souple,* moins *plein,* moins *dilaté,* dans les rougeoles dans lesquelles la toux a été opiniâtre; il étoit encore plus vif, plus *serré, irrégulier, sautillant*

dans celles où il y avoit un dévoi-
ment confidérable : enfin dans celles,
où il y a eu un faignement de nez ,
le pouls a été *rebondiffant :* & il y en
a eu de malignes, ou opiniâtres ,
dans lefquelles l'on a diftingué le
pouls *nazal*, *l'inteftinal avec des intermittences* , & le *pouls de la fueur*
qui fe fuivoient d'affez près.

Dans les rougeoles où il eft arrivé
que la crife s'eft faite principalement
par l'expectoration , elle n'a pas
manqué d'être annoncée par le pouls
pectoral fimple , ou compliqué.

On a obfervé les mêmes variations
& complications dans le pouls des
petites véroles bénignes , dans lefquelles il eft fort ordinaire de le
trouver, après l'éruption , dans un
état de *foupleffe* & *d'égalité* jufque
vers le onzième ou le quatorzième
jour ; alors le pouls devient de lui-
même *nazal* ou *guttural* , il eft fuivi
d'excrétions muqueufes & même
fanguinolentes par le nez ; ou bien
il devient *irrégulier* & *inteftinal* ,
quand les évacuations du ventre terminent la maladie.

Petite vérole confluente, dans laquelle l'éruption se faisoit difficilement ; la tête fut prise vers le septième jour ; le pouls devint très-*convulsif :* on fit une saignée du pied, le pouls demeura *serré* , & la tête également embarrassée : on appliqua des véficatoires aux jambes, & on imagina en même temps de mettre au malade une chemife d'un autre, dont la petite vérole étoit en pleine suppuration. Cette chemife , qui étoit imbibée de pus en plufieurs endroits, fe colla à la peau du malade ; au neuvième jour les véficatoires ayant affez bien mordu, le pouls fe *développa* , & devint bientôt *rebondiffant :* il y eut le foir même un faignement de nez.

Le lendemain le pouls ne fut plus *rebondiffant* , il resta néanmoins affez *dilaté* , il fut *inégal* avec quelques pulfations fort *élevées ;* mais il étoit fort lent & d'une extrême *molleffe :* on eut recours à des potions cordiales, la peau paroiffoit s'affouplir & s'humecter, la tête restoit toujours dans le même embarras : vers le foir du onzième jour le malade eut un violent friſſon, & mourut le lendemain dans la ſueur.

Cette obſervation fait voir que, même dans les plus fâcheux évènemens des maladies, le pouls eſt quelquefois ſuivi de l'eſpèce de criſe qu'il annonce.

Un malade extrêmement foible, diſoient les anciens, *peut mourir avant la fin de la criſe; & un tel cas, s'il arrive*, ajoute Solano, *ne peut point altérer la vérité des obſervations ſur le pouls.*

CHAPITRE XVII.

Des Pouls critiques combinés *entre eux, ou* compoſés.

LES pouls *compoſés* & *compliqués* ſont plus ordinaires que les pouls *ſimples*, mais ils ne ſont pas auſſi aiſés à bien caractériſer; il y a dans leur marche de fréquentes variations qui paroiſſent d'abord confondre les eſpèces de pouls jointes enſemble.

Un pouls *composé* est celui qui résulte du *mélange* ou de l'*union* de deux ou plusieurs pouls *simples*, qui se succèdent alternativement. Galien avoit déja parlé des pouls *composés*, mais il ne les avoit pas considérés comme ils le font dans cet ouvrage.

Les révolutions particulières de chaque organe font chacune un changement particulier dans le pouls ; les révolutions successives de plusieurs organes, doivent donc donner au pouls des modifications dans lesquelles on puisse découvrir le changement dû à l'action de chaque organe affecté.

Cette réflexion ne sera pas inutile, pour une plus parfaite intelligence des observations qui seront rapportées.

Ainsi l'on verra dans la suite, que le pouls *nazal* & le *guttural* se trouvent souvent joints dans une même maladie ; le *nazal* & le *pectoral* vont encore très-communément ensemble ; le *pectoral* & le *pouls de la sueur* sont aussi souvent réunis : le *pectoral* & l'*intestinal*, quelque opposés qu'ils paroiffent, forment une *combinaifon* qui eft affez ordinaire : enfin, on trouvera peu d'exemples de tous ces pouls *fimples*, joints enfemble dans le même temps, c'eft-à-dire dans un même redoublement.

Il y a des efpèces de pouls *compofés*, dans lefquels un pouls *fimple* paroît conftamment dominer fur tous les autres ; c'eft même cette fupériorité d'une efpèce de pouls qui affure l'évènement heureux de la crife, puifqu'il eft fort rare qu'une excrétion qui fe fait par plufieurs organes foient bien complète & bien décifive (1).

On n'examine ici que les différentes combinaifons des pouls *critiques*, ce qui exclut la préfence du pouls *convulfif* ou du pouls *d'irritation* qui eft *non-critique*, & qui, comme on le verra en fon lieu, fe *complique* fouvent avec les pouls *critiques*.

» Quelquefois, tandis que le pre-
» mier figne obfervé dans le pouls
» fubfifte, un fecond, & même un

(1) Voy. le Chap. XXII.

» troisième survient, & ils persistent
» ensemble; alors les deux ou trois
» crises signifiées par là arrivent. »

M. Nihell rapporte cette assertion
vague & isolée de Solano, sans entrer dans aucune discussion particulière, & même sans dire ce qu'il
en pense.

On verra dans la suite, que l'histoire de la *composition* & de la *complication* du pouls, est ce qu'il y a
de plus important sur cet objet : la
matière est même si difficile, si étendue & si nouvelle, qu'on ne sauroit
douter que les observateurs n'y ajoutent un grand nombre de découvertes.

CHAPITRE XVIII.

De la combinaison *des Pouls* supérieurs.

TOUTES les espèces de pouls *supérieurs* se trouvent quelquefois ensemble dans la même maladie, &

même dans un seul redoublement , en se succédant à de plus ou moins grands intervalles.

On pourroit présumer , d'après beaucoup d'observations, que le mélange ou l'union de tous ces pouls, indique que dans certaines maladies le corps du tissu cellulaire & vasculeux qui se trouve depuis le diaphragme jusqu'à la tête, est généralement affecté ; il résulteroit de-là que les mouvemens critiques peuvent se déterminer successivement dans les différentes portions de ce tissu : c'est ce qui donne lieu de croire, en ne raisonnant que sur les apparences, que la maladie passe d'une partie à une autre.

Venons à la manière dont les pouls *supérieurs* se trouvent le plus ordinairement *combinés* dans les maladies légères ou peu graves : un pouls *composé* du *pectoral* & du *nazal*, sera celui dont quelques pulsations auront le *rebondissement* & la *mollesse* propres au *pectoral*, & d'autres le *rebondissement* & la roideur propres au *nazal*. Qu'il y ait plusieurs pulsations propres au pouls *pectoral*, fur peu de celles qui appartiennent au pouls *nazal*, que ces pulfations particulières fe répètent plus ou moins fouvent, le pouls n'eft pas moins réellement *compofé* ; il s'en fuivra feulement qu'une de ces excrétions fera plus décidée ou plus abondante que l'autre.

Il peut auffi arriver que le pouls fe foutiendra *pectoral*, par exemple, l'efpace de vingt-quatre heures, ou de beaucoup moins, & qu'il deviendra enfuite *nazal* dans les mêmes proportions ; ces efpèces de pouls n'en font pas à moins jufte titre dans la claffe des *compofés*.

Les *compofitions* doivent être fujettes à beaucoup de variations, felon la difpofition du fujet, la nature de la maladie & la méthode du traitement. Les obfervations fuivantes fourniront plufieurs exemples de ces *combinaifons*.

OBSERVATION XCII.

Eryfipèle au vifage, avec fièvre continue,

continue, dans un jeune homme bien conftitué : malgré deux faignées du pied, faites au deuxième & au troifième jour, le pouls devient *nazal* vers le quatrième ; il fe déclare prefque en même temps un faignement de nez, qui dure jufque vers le fixième ; alors on trouve dans le pouls quelques difpofitions à devenir *pectoral* ; *les pulfations font plus pleines, les rebondiffemens font plus mollets* ; le malade touffe du feptième au dixième, & pendant ce temps-là il rend de la gorge & de la poitrine des crachats épais, & un peu de fang du nez. Il ne faut pas omettre qu'on avoit donné l'émétique dans le feptième, qui, comme on voit, n'avoit pas dérangé l'expectoration ; il n'en eût vraifemblablement pas été de même de l'effet d'un purgatif un peu fort.

Le pouls *pectoral* devient dominant depuis le dixième, le *nazal* ne fait que fe montrer de temps en temps, à peu près à chaque huitième pulfation ; ce dernier devient fréquent vers le treizième, le *pectoral* eft moins apparent, le faignement de nez augmente ; il ceffe enfin vers le vingtième, & alors le pouls refte fixé au *pectoral*, qui dure plufieurs jours, avec le *guttural* ; il fort de la poitrine, de la gorge & du nez, une quantité prodigieufe de matière comme purulente ; & la maladie eft terminée au moyen de quelques légers purgatifs, indiqués par les changemens du pouls.

OBSERVATION XCIII.

Fluxion de poitrine, point de côté, crachement de fang dans un homme de complexion sèche, & d'un âge avancé. Le pouls eft *tendu*, *vif*, *convulfif* dans les premiers jours ; on fait cinq faignées du bras pendant ce temps-là ; le pouls fe développe vers le fixième, il devient *pectoral*, & le feptième les crachats font cuits & viennent facilement ; on donne ce jour-là un purgatif, à caufe d'un redoublement orageux qu'il y avoit eu la veille ; le pouls fe *ferre* & fe *roidit*, les crachats font diminués ; le pouls devient *rebondiſſant* vers le neuvième, & du neuf au onze il eſt *pectoral* à peu près dans ſix ou huit pulſations, & *naꝛal* dans trois ou quatre ; il ſurvient un léger ſaignement de nez ; au douzième le point de côté ſe réveille ; il y a beaucoup de chaleur & de ſéchereſſe à la gorge, les crachats ſont preſque ſupprimés. Le pouls devient enfin bien *pectoral* vers le quatorzième, les crachats ſont cuits, & ſortent de la gorge & de la poitrine en grande abondance : la maladie fut heureuſement terminée vers le vingtième.

Il faut remarquer que depuis le purgatif on avoit preſque toujours tenu le malade dans l'uſage d'une potion huileuſe avec du kermès , qui avoit été ſuivie d'évacuations peu conſidérables.

OBSERVATION. XCIV.

Fièvre maligne dans un jeune homme bilieux, de complexion vive & sèche : le pouls reſte pendant les vingt premiers jours preſque toujours *con-*

vulſif ; dans cet intervalle on fit neuf ſaignées du bras ou du pied, & on donna beaucoup d'émétique en lavage, avec peu de ſuccès.

Le pouls parut quelquefois *naẓal,* mais peu *développé ;* il y eut quelque léger ſaignement de nez, & un peu d'inflammation à la gorge : vers le vingt, & dans les jours ſuivans, il ſortit du nez & de l'arrière-narine quelques matières puriformes ; le pouls fut *pectoral* vers le vingt-cinq, avec de la toux & de l'enrouement ; & du vingt-cinq au trente le malade rendit une aſſez grande quantité de crachats preſque purulens ; la maladie ne fut terminée qu'imparfaitement.

OBSERVATION XCV.

Mal de gorge avec peu de fièvre & un gonflement conſidérable des amygdales, dans un homme d'un âge un peu avancé ; au quatrième jour le pouls eſt tantôt *naẓal,* tantôt *pectoral ;* il y a quatre ou cinq pulſations qui ont la *roideur* & le *rebondiſſement* propres au pouls *nazal*, d'autres font *molles*, *fouples*, *pleines*, ainfi que dans le pouls *pectoral*; il y a un peu de faignement de nez pendant tout le cours de la maladie ; il fort auffi du nez beaucoup de férofités & de matières muqueufes ; les crachats qui viennent de la gorge font prefque puriformes : le pouls devient *pectoral* plus *décidé*, il eft bientôt fuivi d'une expectoration abondante & bien conditionnée. La maladie finit par des excrétions prefque continuelles, du nez, de la gorge & de la poitrine.

Ce malade fut faigné cinq fois dans les commencemens de la maladie, & purgé enfuite trois fois avec des purgatifs doux, dont l'effet fut affez médiocre ; les changemens que ces purgatifs produifirent dans le pouls furent peu confidérables, & de peu de durée.

Voyez le Chapitre **XXXIV**, au fujet des remèdes qui ne changent prefque point la marche du pouls.

H iij

CHAPITRE XIX.

De la combinaison *des Pouls* supérieurs *avec le pouls* intestinal.

IL est plus ordinaire de trouver l'espèce de *combinaison* ou de *composi-*
tion dont il s'agit ici, que celle qu'on
a examinée dans le chapitre précédent.

Le dérangement des fonctions des
viscères du bas-ventre entrant toujours pour beaucoup dans la plupart
des maladies, il n'est pas surprenant
que les changemens du pouls qui annoncent ou qui suivent ces dérangemens & leurs effets, soient très-fréquens ; ainsi on trouvera facilement
les occasions de reconnoître la *com-*
binaison des pouls *supérieurs* avec le
pouls *intestinal.*

On verra dans les observations les
diverses espèces de pouls critiques,
tantôt se succéder l'une à l'autre dans
les redoublemens ou dans les divers

temps des maladies, tantôt se présenter presque en même temps ou se succéder très-rapidement.

Au reste, on les trouve plus ou
moins dominantes les unes sur les autres, selon les déterminations plus ou
moins difficiles de l'effort critique.
Tout cela se présentera d'une manière très sensible au doigt d'une observateur attentif.

OBSERVATION XCVI.

Le pouls est *vif, fréquent, rebondissant* dans un jeune sujet, au cinquième jour d'une fièvre continue. Il y
avoit eu cinq saignées du bras, qui
n'empêchèrent pas que le saignement
de nez annoncé par le *rebondissement*
ne parût vers la fin du sixième jour :
au milieu du septième le pouls change subitement, sans qu'on puisse l'attribuer à l'action d'aucun remède ; il
devient *inégal, sautillant avec quelques intermittences ;* le ventre grouil-
le ; un purgatif léger placé heureusement le lendemain , huitième de la
maladie , produit des évacuations

confidérables ; le pouls redevient peu à peu *fupérieur* les jours fuivans ; fes pulfations font *égales, dilatées, redoublées avec foupleſſe ;* le ventre fe refferre malgré l'ufage des apozèmes légèrement purgatifs , & les crachats paroiſſent vers le onzième jour ; les crachats font plus cuits & plus abondans vers le quatorzième , & vers le vingt la maladie eſt terminée.

OBSERVATION XCVII.

Fièvre aſſez confidérable, mais fans aucun fâcheux accident, dans un vieillard que je n'ai eu occafion de voir que le onzième jour. Il y avoit eu au feptième un dévoiement fpontané très-abondant ; ce dévoiement dure encore au onzième ; le pouls eſt *lent, petit, inégal ,* avec *quelques fautillemens ;* il y paroît au douze quelques légers *rebondiſſemens ,* les pulfations deviennent enfuite plus *pleines ,* plus *molles , redoublées* & *égales ,* on en trouve jufqu'à quatre de cette efpèce, après quoi les pulfations *inégales* recommencent ; au treizième jour le pouls eſt *ſupérieur* plus décidé ; le malade prend deux verres d'eau de caſſe avec deux grains de tartre ſtibié, il vomit aſſez abondamment ; le lendemain, c'eſt-à-dire le quatorzième, le pouls eſt évidemment *pectoral* ; la toux paroît deux jours après, elle devient graſſe, les crachats ſont abondans vers le ſeize, il n'y a plus de dévoiement depuis la fin du quatorze ; la maladie finit par l'expectoration vers le dix-huit. Cette expectoration n'a pas été dérangée par l'action de l'émétique, elle l'avoit été par celle d'un purgatif dans l'Obſervation 93.

Observation XCVIII.

Fluxion de poitrine, crachement de ſang dans un autre vieillard ; malgré pluſieurs ſaignées & l'uſage des remèdes ordinaires, le pouls reſte toujours *ferré*, *non critique* juſque vers le onzième jour ; alors il commence à ſe *dévolopper, les pulſations deviennent en peu de temps fort inégales, il y a des intermittences auxquelles ſuccè-*

dent des ſautillemens vifs de l'artère.
J'annonçai les évacuations du ventre,
elles ſont abondantes du treizième au
quatorzième jour ; les crachats, qui ne
venoient juſqu'alors que difficilement,
ſont ſupprimés pendant ce temps-là ; le
pouls devient bien *pectoral* malgré un
léger purgatif qui eut peu d'effet au
ſeize ; la toux reparoît, les crachats
ſont bien cuits, abondans, & viennent
facilement ; le ventre ſe reſſerre ; la
maladie finit heureuſement vers le
vingt-unième.

OBSERVATION XCIX.

Pouls *naʒal* & *pectoral* dans un jeune ſujet, ſur la fin d'une fièvre double-
tierce continue pour laquelle on avoit
fait pluſieurs ſaignées, & employé des
purgatifs & des apozèmes fébrifuges.
Le malade touſſe & crache abondamment, le ventre eſt reſſerré ; le pouls
devient *inégal*, *ſautillant*, *intermit-*
tent, il ſurvient dans la nuit un dévoiement conſidérable ; le pouls redevient *ſupérieur*, & trois jours après
il eſt bien *pectoral ;* les crachats repa-

roiſſent bien conditionnés , & le malade entre en convaleſcence.

OBSERVATION C.

Pouls *naȥal* & *pectoral* vers la fin
d'une fièvre maligne ; le malade crache & mouche pendant quelques
jours beaucoup de matières *muqueu-*
ſes , puriformes & ſanguinolentes ;
on employoit pendant ce temps , les
apozèmes légèrement purgatifs : le
pouls ſe *concentre*, il devient *irrégu-*
lier, *ſautillant* & très-*inégal*, il eſt
bientôt ſuivi d'un dévoiement ; les
crachats ceſſent , & le malade reſte
dans un état de langueur.

OBSERVATION CI.

Pouls *dur* aſſez *plein* , très-*inégal*
& *ſautillant*, vers le quinzième jour
d'une maladie de mauvaiſe eſpèce ,
pour laquelle on avoit fait ſix ſaignées, donné l'émétique, ſuivi le lendemain d'une potion purgative, & enſuite d'apozèmes laxatifs : le ventre
ſe gonfle & ſe tend ſans douleur, il

y a beaucoup de grouillemens, & de fréquentes envies d'aller inutiles; la nuit fuivante, c'eft-a-dire vers le feizième jour, il y eut d'abondantes évacuations, le pouls fut *concentré* le lendemain & fréquemment *intermittent*, néanmoins les évacuations difcontinuèrent; le pouls fe *développe* au dix feptième jour, il furvint une douleur vive entre les deux épaules; le pouls fut *pectoral*, le ventre refferré; la toux parut vers le dix neuf, les crachats furent un peu cuits & affez abondans; le pouls fe *roidit* & devint un peu *rebondiffant* vers le vingt - un, & le malade cracha & moucha les jours fuivans des matières enfanglantées; il refta bouffi & ne paroiffoit pas bien jugé; on n'avoit ceffé de faire couler le ventre par des apozèmes chargés de fels.

OBSERVATION CII.

Fièvre qui a pris par un friffon confidérable, accompagné d'un violent mal à la tête, dans un jeune homme de forte conftitution: le pouls eft *re-*

bondissant vers le quatrième jour, il survient le lendemain un saignement de nez qui dure par intervalles jusque vers le septième : le pouls étant *rebondissant* & *serré*, comme *stomacal*, il devient, après l'effet d'un émétique, *inférieur*; il est *irrégulier*, *intermittent*, le ventre coule abondamment les jours suivans, & vers le onzième le pouls se *relève*; il est *plein*, *vigoureux*, assez *souple*, *redoublé*, *bien décisivement pectoral*; la toux est vive vers le quatorze, les crachats sont très-abondans & très cuits jusque vers le vingt, & la maladie se termine.

Ce malade avoit été saigné trois fois, deux du bras & une du pied, dans les trois premiers jours ; au sixième il avoit pris l'émétique qui avoit bien opéré, un léger purgatif au huitième, suivi d'évacuations considérables & de bonne espèce ; le reste du temps il fut dans l'usage des remèdes propres à favoriser l'expectoration, & il fut repurgé à la fin de la maladie : la maladie fut traitée suivant les indications tirées du pouls.

OBSERVATION CIII.

Fièvre putride maligne, avec saignement de nez dans les premiers jours ; le pouls demeure *rebondissant* après plusieurs saignées du pied ; il devient *inégal* & *intermittent* vers le septième, le malade étant dans l'usage d'apozèmes aiguisés par de l'émétique qui ne fit jamais vomir ; le ventre coule abondamment vers le dixième.

On sent évidemment deux espèces de pouls dans l'ordre suivant ; à quatre ou cinq pulsations bien *rebondissantes*, succèdent cinq ou six pulsations *irrégulieres*, *brusques*, *sautillantes*, *avec une ou deux intermittences*. Le pouls est donc en même temps *nazal* & *intestinal*, aussi est-il suivi du saignement de nez & du dévoiement, qui durent par intervalles jusque vers le trentième. La maladie fut très-mal jugée, puisque le malade resta dans un état de langueur & une espèce de fièvre lente.

OBSERVATION CIV.

Eryſipèle au-viſage avec fièvre conſidérable dans un jeune homme, ſaignement de nez vers le quatrième jour; le pouls, de *dur & rebondiſſant* qu'il étoit malgré trois ſaignées du pied, devient vers le ſixième *inégal & très-ſautillant, & d'une fréquence aſſez variable*. Le malade, qui avoit uſé de quelques apozèmes légèrement purgatifs, évacue beaucoup de bile; les jours ſuivans les *rebondiſſemens*, qui n'avoient pas entièrement ceſſé pendant ces évacuations, deviennent plus évidens, le pouls eſt plus *ſouple*, plus *dilaté*; vers le neuvième, la voix devient rauque, la toux ſurvient, & vers le douze il y a en même temps un léger ſaignement de nez, une expectoration imparfaite, & du dévoiement.

Pendant ce temps-là le pouls étoit *compoſé* dans cet ordre; *cinq ou ſix pulſations redoublées avec égalité & molleſſe*, qui dénotoient le pouls *pectoral*; elles étoient ſuivies de *deux ou* trois rebondissemens brusques, durs & avec roideur de l'artère, qui marquoient le pouls *nazal* : venoient ensuite *six ou sept pulsations inégales entre elles, sautillantes, tremblantes,* & il y en avoit de si peu apparentes, qu'on avoit lieu de soupçonner des intermittences, ce qui caractérisoit le pouls *intestinal.* C'est dans cet ordre que le pouls, toujours suivi par intervalles des évacuations propres à chaque espèce, se soutint jusque vers le vingt-septième : la maladie n'étoit pas encore jugée.

CHAPITRE XX.

De la combinaison *des différentes espèces de Pouls* inférieurs *avec diverses espèces de pouls* supérieurs.

PLUS on avance dans l'histoire du pouls *composé*, & plus on trouve des difficultés qui exigent une attention scrupuleuse de la part des observateurs.

Les *combinaisons* qui ont été décrites dans le chapitre précédent se présentent dans des maladies aſſez légères ; elles ſont moins difficiles à reconnoître que celles dont il eſt queſtion dans celui-ci , & qui regardent des maladies graves : il y aura encore plus de difficulté à bien tracer les *mélanges* des différentes eſpèces de pouls , dont il ſera queſtion dans la ſuite ; mais ces difficultés diminueront à proportion qu'on ſe formera l'habitude de faire des obſervations ſur cette matière.

Les cauſes des variations & de l'inſtabilité du pouls , les changemens ou les ſuites qu'elles annoncent , la manière dont il faut les évaluer & les claſſer pour pénétrer dans les vues ou dans la marche de la nature , toutes les queſtions importantes qu'on peut propoſer ſur cette matière , ne ſont pas de ce lieu.

On y trouvera ſeulement pluſieurs hiſtoires de maladies , dans leſquelles le pouls *ſimple* prend à différentes repriſes des caractères différens ; tantôt les pouls *inférieurs* précéderont les *supérieurs*, & tantôt ces derniers feront fuivis des premiers ; le pouls *ftomacal* fera fuivi du *pectoral* ; à celui-ci fuccédera le pouls des *urines* ou le *nazal* ; plufieurs efpèces de pouls *qui fe combattront*, pour ainfi dire, fe feront fentir en même temps, & *feront mêlés* l'un dans l'autre.

En un mot, on verra des exemples dans lefquels il feroit raifonnable de penfer que la nature flotte dans une incertitude fingulière, en faifant des efforts redoublés pour emporter les embarras qui fe trouvent dans les différens organes ; tantôt elle femble vouloir déterminer la crife par plufieurs organes à-la-fois ; tantôt elle en abandonne un pour s'attacher à un autre, qu'elle quitte enfuite pour revenir au premier qu'elle a entrepris de débarraffer.

Telle eft en général la nature, la marche, la bizarrerie des phénomènes des maladies graves, difficiles à conduire à une fin heureufe, & qui ne font que trop propres à faire échouer les méthodes de traitement qui paroiffent les mieux juftifiées.

Tous ces phénomènes deviennent ordinairement plus ou moins irréguliers, plus ou moins tumultueux, selon la difficulté de la crise qui se prépare. C'est tout ce qu'on peut avancer ici sur cette matière : il faut se flatter que quelque observateur adroit & hardi parviendra un jour à applanir entièrement des difficultés que la suite de cet ouvrage pourra rendre moins considérables.

OBSERVATION CV.

Fièvre, toux, crachement de sang, douleur vive vers l'hypocondre gauche ; le pouls est *convulsif* les trois premiers jours, il paroît se *développer* un peu après cinq saignées ; au quatrième jour il devient *vif, brusque, irrégulier, stomacal* ; un émétique placé d'après cette indication, procure un vomissement abondant ; vers le sixième le pouls est *plein, redoublé, vigoureux, assez égal* ; les crachats ne sont plus sanguinolens, ils deviennent épais les deux jours suivans.

Vers le neuvième jour le malade
fentit tout d'un coup dans l'hypocondre gauche une efpèce d'*éclat* , qu'on
peut regarder comme une prompte
détente de quelques parties des intef-
tins. Le pouls devient enfuite *inférieur*, *inteftinal*, à pulfations *inégales*, *dures & arrondies*, avec des *intermittences* : les crachats font prefque
fupprimés, le ventre coule abondamment à la fuite d'un léger purgatif
donné au onzième jour ; les évacuations durent naturellement jufque
vers le treizième ; le pouls redevient
pectoral, *on trouve quelques rebondiffemens* , les crachats redeviennent
fanguinolens; il fort du nez beaucoup
de matières muqueufe, légèrement
teintes de fang ; & vers le feizième,
le pouls étant *pectoral* bien décidé
& bien fixe , les crachats font cuits
& viennent en abondance ; le malade
entre en convalefcence vers le vingt-
cinq.

OBSERVATION CVI.

Le pouls eft *vif*, *irrégulier*, *un peu*

arrondi, *affez fréquent* vers le quatrième jour, dans un malade qui a un vomiffement fpontané : ce vomiffement fut fuivi deux jours après d'une douleur fourde à l'hypocondre droit ; on fit deux faignées du bras ; le vomiffement ceffa, le pouls fut *moins dur*, *moins inégal*, & *parut fe concentrer*.

Le malade fut très-jaune vers le feptième ; deux jours après le pouls fe *développe* un peu, il eft irrégulier, plus *fautillant*, il paroît annoncer un dévoiement, qui cependant ne vint que plufieurs jours après ; vers le onzième le pouls eft *pectoral* & un peu *rebondiffant*, il y a des crachats épais & abondans ; au quatorzième le pouls redevient *inteftinal* ; & vers le vingtième il y a de copieufes évacuations qui terminent la jauniffe, pour laquelle on avoit toujours continué l'ufage des apozèmes plus ou moins purgatifs ; après ces évacuations le pouls eft de nouveau *pectoral* ; le malade crache beaucoup jufque vers le trente, & la maladie ne paroît pas bien jugée.

OBSERVATION CVII.

Erysipèle au visage avec fièvre considérable dans un jeune homme de forte constitution. Le pouls ne se *développe* que foiblement vers le quatrième jour, après cinq saignées; on sent de temps en temps dans l'artère quelques *rebondiffemens* bien marqués; il y a aussi plusieurs pulsations un peu *arrondies* dans lesquelles l'artère *paroît trembloter*, mais avec une *roideur remarquable*, & le malade a de fréquentes envies de vomir; on lui donne l'émétique le sixième; le soir de ce jour-là le pouls est, après un vomissement abondant, *plus fort*, *plus développé*, *rebondiffant presque de trois en trois pulsations*; le malade saigne du nez la nuit suivante; ce saignement dura quelques jours, & fut en diminuant, ainsi que le *rebondiffement*. Pendant ce temps-là le pouls devint *sautillant*, *irrégulier*, *avec quelques intermiffions*: il y eut des grouillemens considérables, la bile coula abondamment à la suite d'un léger purgatif ; les apozèmes laxatifs, que le malade vomiſſoit avant que le pouls fût devenu *inteſtinal*, passèrent aiſément & entretinrent l'écoulement de la bile : vers le dix-huit, le pouls qui n'avoit ceſſé d'être un peu *rebon-diſſant* de temps en temps, devient *égal, mou, redoublé, pectoral* : toutes les évacuations ceſſent, excepté l'ex-pectoration qui fut fort abondante. Il y a pendant cette expectoration quel-ques changemens dans le pouls, qui dénotent le pouls *de la ſueur ;* auſſi vient-elle toutes les nuits, & elle dure, ainſi que l'expectoration, juſ-qu'au vingt-huit : le malade ſe flatte d'être en convaleſcence ; la maladie paroît cependant mal jugée.

OBSERVATION CVIII.

Fièvre aiguë avec une diſpoſition inflammatoire dans le bas ventre : le pouls eſt les premiers jours *petit, con-centré*, fort *convulſif.* Il ſe *développe* vers le ſixième après pluſieurs ſai-gnées ; bientôt il devient *irrégulier* avec quelques *intermittences*, c'eſt-à-

dire, *inteſtinal.* Il y a des pulſations *bruſques, un peu arrondies, tremblotantes,* ce qui conſtitue le pouls propre à l'effort de l'eſtomac : le pouls ſe ſoutient dans cet état à peu près juſque vers le neuvième, le malade vomit les remèdes appropriés qu'on lui donne ; vers le dix on trouve quelques pulſations *fortes, pleines, redoublées,* c'eſt à dire, un commencement de pouls *pectoral,* néanmoins le vomiſſement continue, ainſi que le pouls qui lui eſt propre, & qu'on découvre dans les intervalles du *pectoral* & de *l'inteſtinal ;* les évacuations critiques du ventre paroiſſent vers le quatorzième ; les jours ſuivans il y a des crachats épais, un peu cuits ; mais il reſte toujours dans le pouls une certaine roideur, un caractère *d'irritation* qui indique que l'eſtomac eſt encore dans un état d'effort ; il ſurvient vers le dix-huit un vomiſſement ſpontané dans l'effet d'un purgatif très-doux, & juſqu'au vingt le malade vomit à cinq ou ſix repriſes ; du vingt au trente le pouls demeura *tendu, concentré, non critique ;* le malade ſe trouva pendant
dant

dant ce temps-là dans un état d'abattement qui faifoit voir que la maladie n'étoit pas bien jugée.

OBSERVATION CIX.

Rhume négligé dans un jeune homme bien conftitué ; les crachats font abondans , le pouls eft *plein , redoublé , pectoral ;* le malade mange & boit beaucoup malgré cet état; il a une indigeftion fuivie d'un vomiffement qui dure pendant deux jours à différentes reprifes ; le pouls eft , durant le vomiffement & jufqu'au quatrième jour de l'indigeftion , *ferré, irrégulier , tremblotant , inégal ,* c'eft-à-dire , *ftomacal.* Il fe *développe* enfuite, & il devient vers le fixième jour *intermittent , irrégulier , inteftinal :* on y trouve des pulfations du pouls *pectoral ;* il y en a qui femblent *décliner par gradations ,* à la manière *du pouls des urines.* Le malade , à qui on avoit donné beaucoup de potion huileufe, a des évacuations bilieufes affez confidérables vers le neuvième , & en même temps les urines coulent en grande quantité ; on donna alors un léger purgatif qui purgea très - bien : les jours suivans le pouls redevint *pec- toral*, & l'expectoration se rétablit. Il y a cependant dans le pouls , quoique *pectoral*, un caractère d'*irritation* qui fait soupçonner une suppuration dans la poitrine ; les crachats deviennent en effet *puriformes*, & le malade tombe en fièvre lente peu de temps après.

OBSERVATION CX.

Fièvre & douleur habituelle au rein droit, à la suite d'une suppuration dans cette partie. Le malade mange pendant quelques jours plus qu'à son ordinaire ; la fièvre augmente considérablement, le pouls est *très-serré & très-vif* les premiers jours ; il se *développe* après quatre saignées , il devient ensuite *intermittent*, & en même temps *pectoral* : il y eut des évacuations abondantes par l'effet de deux onces de manne données le septième & vers le neuvième , il eut de la toux qui fut suivie de quelques crachats assez épais ; les urines sont en petite quantité ; la douleur du rein fe réveille vers le onzième ; le pouls devient un peu plus *vif*, *ferré*, *irrégulier*, & il y a des pulfations qui ont l'efpèce *de déclin* propre *au pouls des urines* ; elles coulent très-abondamment vers le quatorzième, elles font chargées d'une matière *purulente*, & le malade rentre dans fon état habituel, excepté que le fonds de fièvre demeure plus confidérable.

CHAPITRE XXI.

Du Pouls des règles & des hémorroïdes, combiné avec celui des autres hémorragies, & principalement avec le nazal.

On a déja vu que le *rebondiffement* fait le principal caractère des différens pouls qui précèdent les hémorragies (1) ; cette vérité trouvera un nouvel appui dans les remarques fuivantes.

(1)Voyez Chap. XIV.

- Le rapport des vaiſſeaux veineux de l'intérieur des narines , avec ceux des viſcères du bas-ventre , eſt démontré par les obſervations journalières des praticiens : on peut avancer que la découverte de la circulation du ſang a fait trop négliger l'attention particulière que méritoit ce rapport ; la découverte de la circulation eſt une lumière éclatante, qui paroît avoir plus ébloui qu'elle n'a éclairé : la plupart des modernes , fondés ſur une vérité auſſi bien établie, ont cru qu'ils ne devoient rien admettre que ce qui ſe trouveroit conforme à cette vérité ; toujours prévenus contre les opinions de la vieille médecine, ils ont rigoureuſement mis à l'écart tout ce que les lois de la circulation n'embraſſoient pas.

Stahl & ſes diſciples , pleins de leur ſyſtême de *l'ame ouvrière* de toutes les fonctions, ſe ſont placés entre les anciens & les modernes ; ils croyoient peut-être que les lois de la circulation pourroient ſouſtraire la marche des liqueurs aux conſéquences de leur théorie ; c'eſt pourquoi ils se font particulièrement attachés à recueillir & à faire valoir tous les faits qu'ils ont jugés propres à infirmer les lois connues de la circulation.

Si on faisoit une exacte comparaison des observations des anciens sur cette matière, avec les conséquences qui suivent nécessairement de la théorie des modernes, on ne manqueroit ni de raisonnemens, ni de faits d'anatomie & de pratique, pour former contre cette théorie des difficultés très-considérables.

En effet, s'il est vrai qu'il y ait entre les extrémités des artères & celles des veines, des vaisseaux de communication, ou plutôt que ces extrémités qui se joignent les unes aux autres, fassent tantôt la fonction d'artère, tantôt celle de veine, c'est-à-dire que les humeurs s'y meuvent suivant des déterminations particulières des oscillations, on aura tout d'un coup une très-grande quantité de vaisseaux, dans lesquels les mouvemens progressifs des humeurs ne suivent pas toujours les lois ordinaires de la circulation.

Si on fait enfuite attention au grand nombre d'anaſtomoſes, ou de branches de communication qui ſe trouvent entre les différens vaiſſeaux, tant artériels que veineux, & qu'on ſuppoſe, comme cela paroît naturel, que ces anaſtomoſes ne peuvent ſervir qu'à fournir aux humeurs des routes pour aller & venir, *fluer* & *refluer*, on ſouſtraira encore une très grande quantité de vaiſſeaux aux mêmes lois de la circulation.

Enfin, ſi tout le *tiſſu muqueux*, ou la ſubſtance cellulaire, n'eſt qu'un corps homogène, *gélatineux*, plus ou moins épais, partagé en une très-grande quantité de petites couches concentriques & excentriques, & qui n'eſt dans le fond que le même *corps muqueux* que les chimiſtes trouvent fort abondant dans les plantes dont les animaux ſe nourriſſent; ſi ce *tiſſu muqueux* dépourvu de vaiſſeaux, & même de fibres proprement dites, eſt diſpoſé & étendu dans les animaux, de manière que les liqueurs qu'il contient puiſſent y être mues en tout ſens; il faudroit convenir encore

que les lois de la circulation n'ont
pas lieu dans le *tiſſu muqueux* ou cellulaire, qui fait à lui ſeul au moins
la moitié du volume du corps.

Or, diroient les partiſans des opinions & des obſervations des anciens,
la plupart des changemens dans les
maladies, les ſtagnations des humeurs,
les œdêmes, les ecchymoſes, les inflammations, les gangrènes, les ſuppurations, les cicatrices, les obſtruc-
tions, les métaſtaſes, les *flux ſéreux*,
les *flux muqueux*, les révolutions dans
les mouvemens de la matière de la
tranſpiration, les réſolutions des tumeurs ; tous ces changemens qui ſont
des cauſes ou des effets de la plupart
des maladies, ont préciſément leur
ſiège dans le *tiſſu muqueux* ou *cellulaire*, dans ces derniers vaiſſeaux qui
joignent les veines aux artères, dans
les réſeaux infinis formés par les
communications des vaiſſeaux qui ſont
les anaſtomoſes.

On ne ſauroit déduire aucun de ces
changemens des ſeules lois de la circulation. Rivière n'auroit donc pas ſi
mal rencontré, en jugeant de ce qui

lui étoit connu de la circulation, que cette découverte ne sauroit être d'une certaine utilité dans la pratique de l'art.

Il seroit par conséquent bien difficile de condamner légitimement ceux des modernes qui ont su se tirer de la foule des auteurs acharnés à dépriser les anciens, à cause de l'ignorance où ils étoient de la circulation, & ne regarder cette circulation que comme un fait particulier de physiologie.

En ne jugeant Hippocrate que comme anatomiste, on ne pourroit, à la lecture du chapitre cinquième de son livre de la *Nature humaine*, que perdre beaucoup de la vénération qu'on a pour lui ; cette distribution des vaisseaux par laquelle il veut établir des communications entre la tête, le tronc & les extrémités, n'est, telle qu'il l'a dépeinte, qu'une pure fiction.

Mais en ne considérant Hippocrate que comme observateur, cette fiction même devient, comme bien d'autres endroits de ses ouvrages, comparable à ces antiques qui expriment la nature avec tant de force & de vérité.

Lorsqu'Hippocrate imagia cette diftribution des vaiffeaux, c'étoit fans doute d'après des récits de ces mélancoliques fujets aux hémorroïdes. Il eft probable qu'ils difoient alors comme aujourd'hui, qu'ils fentent *le fang monter des entrailles à la tête avec une forte de véhémence, qu'ils le fentent s'arrêter dans les lombes, monter enfuite le long de l'épine du dos jufqu'à la tête, & aller former un embarras qui les met comme dans une efpèce d'ivreffe ; d'autres fois ils croient fentir la tête qui fe débarraffe, & le fang retourner le long de l'épine du dos droit aux vaiffeaux hémorroïdaux ; & y produire le flux critique dont ils fe fentent fi foulagés.*

Ces phénomènes ne font déduits aujourd'hui que des défordres des ofcillations nerveufes, qui en font, il eft vrai, la principale caufe déterminante ; mais le défordre de ces ofcillations n'explique pas fuffifamment l'inégalité de la diftribution du fang

en ces momens-là : ce n'est qu'en
considérant l'union des veines de la
tête & du tronc, avec le sinus de la
tête & de l'épine, qu'on peut parvenir à concevoir clairement les raisons
de ces phénomènes.

Il résulte de toutes ces remarques,
qu'en rapprochant les faits qui en
sont l'objet, & en cherchant à les
ramener à des lois dont ils puissent
dépendre, il faut nécessairement considérer le *système veineux*, ou l'ensemble de toutes les veines, comme
étant particulièrement assujetti aux
oscillations nerveuses, & faisant un
corps à part, un organe particulier,
qui a des mouvemens propres &
variés, suivant les circonstances.

Ces réflexions seront justifiées par
la plupart des observations rapportées
dans la suite de ce chapitre.

OBSERVATION CXI.

Un jeune homme bilieux, sec &
mélancolique, sujet au flux hémorroïdal, en a le pressentiment par
une espèce d'accablement général, où

il se trouve quelque temps avant que ce flux arrive ; cet accablement est promptement suivi d'une violente douleur de tête, qui ne cesse que par l'écoulement du sang hémorroïdal, & par un léger saignement de nez qui termine ordinairement l'attaque d'hémorroïdes.

Le pouls, deux ou trois jours avant la détermination du flux hémorroïdal, se trouve *élevé, fréquent, irregulier, avec quelques rebondissemens évidens ; l'élévation n'est jamais complète : on sent toujours une dureté particulière de l'artère ; l'irrégularité n'est pas aussi marquée que dans le pouls qui annonce le dévoiement ; c'est-à-dire que l'artère ne fait point de petits sauts brusques, & fort différens des diastoles ordinaires. Ce pouls tient évidemment du pouls inférieur, & semble composé de toutes les espèces de pouls de cette classe ;* aussi les entrailles sont-elles dans un mouvement considérable, & cet orage finit par le flux hémorroïdal.

A proportion que le flux vient à son déclin, le pouls s'élève, il devient *supérieur* , les *rebondiffemens* font fréquens , & le faignement de nez fuccède à ces phénomènes ; après quoi le pouls reprend fon *égalité* & fa *foupleffe* naturelle ; il y refte pourtant toujours une *conftriction* particulière avec un peu *d'irrégularité.* Il y a donc dans les paroxifmes dont il eft queftion , un *mélange* du pouls *inférieur* & *fupérieur* , favoir , du *pouls des hémorroïdes* avec le nazal.

OBSERVATION CXII.

Un vieillard fujet aux hémorroïdes avoit dans une attaque le pouls *dur, inégal, fréquent, affez dilaté ,* quoique *tremblotant ,* avec *quelques rebondiffemens légers ;* un violent mouvement de colère , qui fut fuivi de beaucoup d'fforts inutiles pour vomir , rendit d'abord le pouls plus *petit , plus vif, moins inégal ;* le flux hémorroïdal ceffa ; deux jours après le pouls devint *très-fort* & *rebondiffant à chaque pulfation ;* ce fut le prélude d'une attaque de phrénéfie qui arriva peu de temps après , pendant laquelle il fortoit quelquefois un peu de sang du nez ; ce qui paroissoit de bon augure aux assistans, parcequ'ils prétendoient avoir vu le malade presque toujours saigner du nez sur la fin de ses attaques d'hémorroïdes. Il ne fut pas possible de rétablir l'écoulement des hémorroïdes, ni de le suppléer par une grande quantité de saignées & par d'autres remèdes qu'on fit en très-peu de temps ; le malade mourut d'apoplexie.

OBSERVATION CXIII.

Une fille âgée de vingt-cinq ans, assez bien réglée quant au temps périodique, n'a presque jamais les règles qu'elles ne soient précédées ou suivies d'un saignement de nez. Le pouls devient toujours dans ce temps-là *dur, tremblotant, irrégulier, fréquent, & rebondissant* ; moins il y a de *rebondissemens*, & moins la malade saigne du nez ; si les *rebondissemens* prennent le dessus, presque toute la crise ou l'évacuation se passe en saignement de nez.

OBSERVATION CXIV.

Une jeune fille qui n'eſt pas encore
réglée, eſt ſujette à de fréquens ſaignemens de nez ; le pouls eſt pendant ce
temps-là *plein, fort & rebondiſſant*, il
tient même habituellement de ce caractère ; les règles ayant enfin paru, le
pouls eſt devenu moins *fort*, plus *inégal*, avec des *rebondiſſemens fréquens*.
Il y a eu pendant les premiers mois des
règles, plus ou moins de ſaignement
de nez, ſelon qu'elles étoient plus ou
moins abondantes ; quelques mois
après les ſaignemens n'ont pas reparu,
& le pouls qui annonce les règles,
n'eſt plus que légèrement *rebondiſſant, dur, irrégulier*.

OBSERVATION CXV.

Une femme ſujette les premiers
mois de ſes groſſeſſes à des ſaignemens de nez, & à de légères appari-
tions des règles au temps périodique,
avoit dans cet état le pouls *dur, irrégulier, fort, rebondiſſant*, ce qui fai-

fôit craindre une perte confidérable. Deux faignées du bras, fuivies néanmoins d'un faignement de nez, rendirent le pouls *fouple* & moins *inégal*; les accidens difparurent.

OBSERVATION CXVI.

Une fille qui eft arrivée au temps de perdre fes règles, a tous les mois le pouls *irrégulier*, *vif*, *dur*, *avec des rebondiffemens affez fréquens*: à peine les règles paroiffent-elles ; mais il y a conftamment dans ce temps-là un enchifrenement confidérable, qui finit par une excré ion abondante de matières muqueufes & fanguinolentes. Il arrive de temps en temps que le pouls eft *intermittent* pendant ces révo'utions, & alors il fe joint un dévoiement aux autres évacuations.

OBSERVATION CXVII.

On trouve trè fouvent des filles & des femmes dans lefquelles le dévoiement fuit, accompagne ou précède l'évacuation des règles; & il eft fort ordinaire que fi ces femmes n'ont point de maladies habituelles, leur pouls foit *compofé*, pendant la révolu-tion des règles, *du pouls de la matrice & de l'inteftinal ;* c'eft-à dire, qu'il eft *irrégulier, avec des furfauts de l'artère ; fort inégal, tant à raifon de la force des pulfations, qu'à raifon des diftan-ces qui fe trouvent entre elles ; il y a outre cela quelques rebondiffemens & de légères intermittences, ou ce qui eft plus fréquent, des pulfations fi foibles, qu'elles font prefque infenfibles.*

Le pouls eft *compliqué* ou *compofé* à peu près de la même manière dans les flux hémorroïdaux joints au dé-voiement ; on l'a fouvent trouvé dif-pofé de manière que le pouls propre aux hémorroïdes étoit le prédomi-nant, & alors la perte de fang duroit pendant quelques jours, & l'évacua-tion de la bile lui fuccédoit ; l'éva-cuation du fang fufpendoit celle de la bile. C'eft un fait utile à favoir dans le traitement des fièvres compliquées avec le flux hémorroïdal, & même avec toute autre perte de fang : en général les pertes de fang fufpendent

les évacuations critiques bilieuses, &
même la marche critique de toute
fièvre. Ne pourroit-on pas faire quelque application de cette observation
à la théorie des saignées ?

OBSERVATION CXVIII.

Un vieux homme sujet à des hémorragies presque périodiques par
les voies des urines, a constamment,
lorsque le temps de l'hémorragie approche, le pouls *inégal, roide, irrégulier avec quelques rebondissemens fort
inégaux, & il y a fréquemment des
espèces de petits sautillemens de l'artère.*
Cette révolution dans le pouls, est
suivie d'une évacuation abondante
de sang en rendant les urines.

OBSERVATION CXIX.

Un malade qui eut pendant plusieurs jours de vives douleurs dans la
région du rein droit, avoit le pouls
fort *vif* & *convulsif ;* il se *développa* un
peu, il devint *irrégulier avec quelques
légers rebondissemens :* ce qui désignoit

naturellement le flux hémorroïdal ; mais le malade piſſa du ſang abondamment pendant quelques jours, probablement par une ſuite de la vive douleur du rein, qui détermina l'hémorragie dans le rein même.

OBSERVATION CXX.

Piſſement de ſang abondant depuis trois jours dans un mélancolique naturellement diſpoſé aux hémorroïdes ; le pouls eſt *inférieur, aſſez dilaté, irrégulier ;* il y a quelques *rebondiſſemens, mais ils ſont éloignés l'un de l'autre ;* ce malade avoit le dévoiement avant cette hémorragie, il a ceſſé depuis qu'elle a paru, & les *rebondiſſemens* qui n'exiſtoient pas pendant le dévoiement, ſe ſont montrés avec l'hémorragie.

OBSERVATION CXXI.

Une vieille fille très-mal réglée, eſt ſujette preſque tous les mois à une hémoptyſie conſidérable, qui eſt précédée d'une chaleur vive à la poitrine. Cette hémorragie paroît tenir lieu des règles. *Le pouls eſt, avant & pendant* le crachement de sang, assez irrégulier, mais très-tendant au nazal, avec des rebondissemens un peu plus mous, plus dilatés que ceux qui annoncent le saignement de nez.

OBSERVATION CXXII.

Une fille avoit à la jambe un ulcère variqueux, duquel il sortoit beaucoup de sang chaque mois, comme si les règles, qui ne venoient pas par les voies ordinaires, avoient passé par cet ulcère. Elle sentoit avant cet hémorragie tous les avant-coureurs des règles. Le pouls devenoit *vif, irrégulier, inégal,* avec quelques légers rebondissemens, & un tremblotement de l'artère.

CHAPITRE XXII.

Du Pouls de la sueur, combiné *avec les autres espèces de Pouls critiques.*

Hippocrate a prononcé que *toute crise doit être universelle* (1) ; seroit-ce

(1) Prognostic, sect. 3.

qu'il n'y a de crife parfaite que celle qui fe fait en même temps par tous les *émonctoires* du corps?

Cette décifion d'Hippocrate, prife en ce fens-là, n'eft pas fans fondement, puifqu'on a quelquefois obfervé de ces crifes *univerfelles* ; mais ces obfervations font fi rares, & les crifes favorables par des couloirs particuliers fi communes, que la remarque d'Hippocrate eft bien éloignée de pouvoir faire une loi générale.

On verra dans une des obfervations fuivantes (1), l'exemple d'une maladie grave qui fe termine heureufement par une crife *univerfelle*, avec ceci de remarquable, que cette crife s'eft faite en même temps par tous les couloirs du corps, & non fucceffivement, à la manière des efpèces de crifes *générales* qu'il n'eft pas rare d'obferver, connues fans doute à Hippocrate.

S'il étoit vrai qu'une évacuation critique faite en même temps par tous les couloirs, fût un évènement auquel

(1) Obfervation CXXII.

on peut ordinairement s'attendre, on en pourroit conclure que le traitement des maladies doit uniquement être dirigé de manière à favorifer une évacuation par quelque couloir que ce puiffe être ; les médecins qui ne penferoient pas qu'on dût compter fur des crifes, & qui fe propoferoient toujours de les prévenir, ou de les empêcher, pourroient établir leur méthode là-deffus.

S'il eft vérifié, au contraire, qu'une évacuation critique faite en même temps par tous les couloirs, foit un phénomène rare, il s'enfuit que la nature détermine ordinairement les crifes par quelques couloirs particuliers. Un médecin eft donc affujetti à feconder les mouvemens de la nature, c'eft-à-dire, à favorifer, autant qu'il eft poffible, la *fonction excrétoire* des couloirs vers lefquels la crife paroît fe déterminer ; le choix des méthodes de traitement devroit donc être déterminé fuivant des vues, & avec des précautions qu'il ne faudroit point attendre de ceux qui regarderoient les crifes comme étant toujours *univerfelles*, & encore moins de ceux qui n'en admettroient point.

C'eft dans les femmes en couche, qu'on trouve de fréquens exemples des crifes qui approchent le plus d'une crife *univerfelle*. Une femme qui vient d'accoucher eft dans un état qui peut devenir en fort peu de temps la caufe d'une maladie très-grave; il fe fait alors une efpèce de bouleverfement général d'autant plus dangereux, qu'il eft plus prompt : lorfque le cours de cette révolution ne trouve point d'obftacle, elle détermine aifément les évacuations critiques.

Si la nature fuffit feule à une crife auffi confidérable & auffi *compliquée*, que n'eft-on point en droit d'attendre d'elle dans toutes les maladies dans lefquelles les fymptômes ne font pas dans le fond plus graves que ceux d'une couche ? & combien ne trouveroit-on pas de maladies qui pourroient être mifes dans cette claffe ?

OBSERVATION CXXIII.

Fièvre continue avec des redoublemens dans un jeune homme affez bien constitué ; le pouls a été *rebondissant* vers le sixième jour , & le malade a saigné du nez à diverses reprises pendant trois jours ; le pouls est ensuite devenu *pectoral* , & les crachats ont été affez cuits & abondans vers le neuvième ; il est survenu alors une variation prompte & spontanée dans le pouls , il est devenu *inférieur* , *fautillant* , *intermittent* , & le ventre a coulé abondamment jusqu'au quatorzième. Enfin il a paru dans le pouls des *inégalités* ou des *élévations graduées qui annoncent la sueur* , & le malade a sué abondamment vers le seize : toutes ces évacuations se font succédées dans cet ordre jusque vers le vingtième ; & alors elles commencent à se faire ensemble , ou en se suivant à de fort petits intervalles ; aussi observe-t-on dans le pouls les signes propres à toutes ces crises , selon qu'elles se trouvent plus ou moins déterminées. Cet état continue pendant cinq ou six jours fans que les forces du malade en paroiffent plus abattues ; le pouls se rétablit ensuite , dans cet état de fou-

pleſſe, *d'égalité* & de *douceur* qui annonce la convaleſcence ; & en effet la
maladie fut heureuſement terminée
vers le vingt-ſixième jour.

Observation CXXIV.

Le pouls eſt *convulſif*, ſix heures
après les couches, dans une jeune femme très-bien conſtituée ; dès le lendemain le pouls eſt *développé*, *irrégulier*, *avec de légers rebondiſſemens* ;
la perte vient abondamment : au troiſième jour le pouls, qui a paru ſe *ſer-
rer* & *ſe durcir* pendant quelques heures, eſt devenu *ſupérieur* ; le ſang
monte beaucoup à la tête, les mamelles s'engorgent prodigieuſement ; *le
pouls ſe ramollit vers le quatrième*, *il
eſt ondulant avec des inégalités dans les
pulſations*, la ſueur eſt abondante. Le
pouls ſe concentre du cinq au ſix, il
devient *irrégulier*, *inégal*, avec quelques légères *intermittençes*, il eſt *inteſtinal* bien décidé ; auſſi eſt-il promptement ſuivi de copieuſes évacuations bilieuſes. Le pouls ſe rétablit enſuite dans l'état ordinaire aux femmes
en couche.

Observation

OBSERVATION CXXV.

Le pouls eſt au quatrième jour d'une couche, *développé*, *fréquent*, un peu *dur*, *inégal*, dans l'ordre ſuivant : on ſent des pulſations où il y a des *rebondiſſemens marqués : il y en a qui ſont inégales entre elles & ſéparées par quelques légères intermittences ; d'autres ſont combinées de manière qu'elles vont de l'une à l'autre en diminuant juſqu'au point d'être inſenſibles ; le pouls ſe relève enſuite avec une gradation marquée dans quelques pulſations ; les rebondiſſemens paroiſſent de nouveau, & ſont ſuivis des autres pouls* dans l'ordre qu'on vient de décrire. Cette femme ſue beaucoup, la perte eſt abondante, les mamelles ſont gonflées & douloureuſes, les urines ſont laiteuſes, les évacuations ſont bilieuſes, & le pouls reprend ſon état naturel vers le neuvième jour de la couche.

On aura ſouvent lieu d'éprouver, dans les femmes en couche, que les évacuations ſuivent conſtamment les changemens du pouls, qui ne manque presque jamais de prendre toutes les formes propres à chaque évacuation critique. Tantôt toutes ces modifications se présentent ensemble, c'est-à-dire, dans un très-court espace de temps, tantôt elles se succèdent dans les différens jours de la couche.

Il y a pourtant des exceptions à faire dans les femmes attaquées de maladies *nerveuses*, ou d'autres maladies habituelles, parce qu'alors l'état du pouls résultant de ces maladies, prévaut sur les déterminations de l'effort critique qui se fait dans les suites des couches. Tout cela regarde l'histoire des pouls *compliqués* avec le pouls *d'irritation* (1).

OBSERVATION CXXVI.

Fluxion de poitrine : les crachats font abondans & bien cuits vers le septième jour ; le malade sue beaucoup, le pouls est en même temps *pectoral & élevé par gradations*.

Vers le onzième jour d'une fièvre

(1) V. les Chap. XXIII, XXIV, &c.

double-tierce continue , & après des purgatifs qui avoient été suivis de copieuses évacuations, le pouls, d'*intestinal* qu'il étoit , devient *supérieur, ondulant , élevé par gradations* , c'est-à-dire, *pouls de sueur ;* le malade sue très-abondamment jusqu'au quatorzième. Alors le pouls , qui avoit été *pectoral* dès les premiers jours , le devient plus décisivement ; le malade crache vers le seizième & le vingtième des crachats bien cuits.

Il faut remarquer qu'il n'est question dans toutes ces observations que des sueurs *critiques*, qu'on doit bien se garder de confondre avec les sueurs *symptomatiques*.

CHAPITRE XXIII.

Du Pouls d'irritation *ou* non critique.

C'EST toujours un grand bien que le pouls se *développe* dans une maladie ; c'est un grand mal, au contraire , qu'au lieu de se *développer* , il se

resserre & *se concentre* : on a suivi jusqu'ici les effets heureux du *développement* du pouls ; ils ont presque toujours lieu dans des maladies simples
& bénignes, que la nature, aidée au
besoin des secours de l'art, parvient
à vaincre assez facilement.

Ces effets ne font, en général, que
des évacuations bien critiques, précédées & accompagnées de l'espèce
de pouls qui leur est propre ; condition d'autant plus nécessaire pour les
crises favorables, qu'on a souvent
observé que les évacuations les plus
complètes en apparence, se trouvoient peu critiques dans l'évènement, lorsqu'elles n'étoient ni précédées, ni accompagnées de leur espèce particulière de pouls.

On entreprend ici l'examen des
effets funestes qui accompagnent ou
qui suivent le *resserrement* & *l'état
convulsif* du pouls : on va voir des
crises manquées, *des restes de crises
qui causent souvent des récidives* (1),
des bouleversemens dans le corps à

____

(1) Hipp. Aphor. 12, sect. 2.

la fuite des évacuations imparfaites, ou procurées mal-à-propos, des vifcères délabrés par des fuppurations inévitables, la gangrène des différentes parties, des affections incurables dans les vifcères, des tumeurs, des callofités, des cicatrices, l'atonie des organes ; effets fâcheux qui font la fource de maladies chroniques prefque toujours incurables.

Le pouls d'*irritation* eft, comme on l'a déja dit (1), *ferré, fréquent, concentré, affez dur*; il s'oppofe à ce qu'on appelle la *coction* dans les maladies, ou, pour mieux dire, aux évacuations critiques qui les terminent heureufement ; quelquefois même il efface les efpèces particulières de pouls critique avec lefquelles il fe *complique*, de manière qu'elles en deviennent prefque méconnoiffables.

La *coction* d'une maladie, ou, fi l'on veut, de la matière de cette maladie, qui a été tant célébrée par les anciens, n'eft dans le fond qu'un effort général propre à furmonter les

(1) Voyez Chapitre III.

K iij

obſtacles qui empêchent l'action libre des vaiſſeaux & les fonctions des
organes excrétoires. Le pouls d'*irri-*
tation qui ſuppoſe des embarras ou
des obſtacles conſidérables , eſt oppo-
ſé au mécaniſme de la *coction* , &
par conſéquent c'eſt un ſigne preſque
toujours certain que la *coction* n'a pas
lieu.

Une plaie faite dans une partie ſenſible , va changer le pouls naturel en
pouls d'*irritation ;* une paſſion vive ,
la peur , le chagrin , la joie , une ſur-
priſe quelconque , produiſent des effets
à peu près ſemblables : les commencemens & les friſſons des fièvres ſont
encore des cauſes fréquentes du pouls
convulſif : les accès de goutte & de
colique , les douleurs de l'enfantement , l'action des vomitifs & des
autres remèdes , ſont immédiatement
ſuivis du *reſſerrement ,* de la *concen-*
tration & de la *convulſion* du pouls.

Ce pouls *non critique* accompagne ,
& même il caractériſe ſouvent la plupart des fièvres malignes les plus dan-
gereuſes ; on le trouve auſſi dans beaucoup de maladies chroniques , ainſi

que dans les derniers temps des maladies mortelles , ou mal jugées.

On comprend bien que ce pouls
doit avoir différens degrés , même
quelques caractères particuliers , selon
la nature des maladies qui le produisent ; & ces différences n'échappent
pas à un tact exercé. Il y a même lieu
de soupçonner que le pouls *d'irritation* a encore des caractères distinctifs , selon qu'il se trouve joint à des
affections de la tête , de la poitrine ,
ou du bas-ventre.

Mais on ne considère ici que le
pouls *d'irritation* en général , & autant qu'il le faut pour le bien distinguer de toutes les espèces de pouls
critique , avec lesquelles il se trouve
souvent *compliqué* ; l'analyse de cette
espèce de pouls , & l'examen suivi
de ses variations, fourniront sans doute un jour matière à des observations
bien intéressantes.

Le pouls *d'irritation* est , ainsi que
le pouls *critique* , produit par l'*action
nerveuse* ; elle est bien déterminée ,
bien dirigée dans toutes les espèces
de pouls *critique* ; elle est *brusque* ,

incertaine, *irrégulière* dans le pouls *d'irritation* ou *non critique*.

Il y a souvent avec le pouls *non critique* des évacuations de toute espèce, quelquefois même fort abondantes ; ce sont des excrétions faites sans *coction*, c'est-à-dire, par expression, par la convulsion des organes : il est fort rare qu'elles puissent être salutaires ; il n'y a pas de plus grand objet d'attention pour les praticiens, que de ne pas les confondre avec les excrétions *critiques*, précédées & accompagnées du pouls qui leur est propre.

La différence de ces évacuations *critiques* ou *non critiques*, n'avoit pas échappé au génie observateur d'Hippocrate : » Dans les diarrhées & les » vomissemens qui arrivent d'eux- » mêmes, si l'évacuation se fait des » humeurs qu'il faut purger, les ma- » lades s'en trouvent bien, & la sup- » portent aisément, sinon, ils la souf- » frent avec peine ; il en est de mê- » me des évacuations qui se font par » les vaisseaux : si l'évacuation se fait » comme il convient, les malades

» s'en trouvent bien, & ils la fup-
» portent avec facilité, finon le con-
» traire arrive. Il faut donc avoir
» égard à la région, au temps, à
» l'âge, & aux maladies auxquelles
» elle convient, & à celles auxquelles
» elle ne convient pas (1).

Ces obfervations font des vérités fondamentales & élémentaires de l'art ; elles font fentir la différence qu'il faut mettre entre les évacuations *fymptomatiques* & les *critiques* ; dans les premières, le pouls eft *opref-fé* & n'annonce rien de favorable ; dans les autres, il eft, & demeure pendant un certain temps, *développé* ou *excréteur* ; il annonce la fupériorité des forces de la nature.

(1) Hipp. aphor. 2, fect. 1.

CHAPITRE XXIV.

Du Pouls d'irritation compliqué *avec le Pouls* critique.

LE pouls d'*irritation* n'eſt pas toujours funeſte, ou pour mieux dire, il ne l'eſt que par ſa durée ; s'il ne ſubſiſte que pendant le premier temps des maladies, qui eſt plus ou moins long, ſelon la nature & le degré de ces mêmes maladies, ſi le pouls ſe *développe* enſuite, & qu'il n'y ait point de marques d'*irritation* pendant le temps du *développement*, cet état eſt ordinairement peu à craindre : c'eſt celui qu'on trouve dans beaucoup de maladies qui guériſſent aſſez bien. Le pouls d'*irritation* devient, au contraire, fort dangereux, à meſure qu'en s'étendant au delà du premier temps des maladies, il empêche la *coction* & les évacuations critiques ; on ne peut guère s'attendre alors qu'à des évènemens fâcheux.

Ce même pouls d'*irritation* peut

cependant subsister pendant tous les temps d'une maladie, sans être au point d'apporter un obstacle invincible aux mouvemens des crises, & aux changemens qui les précèdent : c'est alors que se *compliquent* entre eux le pouls *critique* & le *non critique*.

On voit aisément, que les maladies dans lesquelles se trouve cette *complication*, doivent être d'un évènement douteux, & qu'il faut juger de leur terminaison, selon que le pouls *critique* ou le *non critique* prévalent plus ou moins l'un sur l'autre.

Voici, à peu près, la marche du pouls dans cette *complication*; il est *serré*, *convulsif* dans deux ou trois ou plusieurs pulsations ; *développé*, même *excréteur* dans quelques autres, & quelquefois la *convulsion* se fait sentir assez évidemment dans les mêmes pulsations qui paroissent se *développer*, ou qui annoncent quelque évacuation critique; mais il arrive aussi que quand le pouls *convulsif* subsiste éminemment pendant tous les temps d'une maladie, ce pouls change tout d'un coup, & ne se montre presque que sous l'apparence du pouls *naturel*, ou de quelques espèces de pouls *critique*, qui ne se soutiennent point pendant un certain temps ; alors la maladie est très-dangereuse.

Ce phénomène ne doit être attribué qu'à un affaissement mortel qui commence à se faire dans quelque partie du corps. Le pouls d'*irritation* n'en existe pas moins dans le fond en ce moment ; c'est le dernier & le plus fâcheux degré de sa *complication* avec le pouls *critique*. Examinons ici un point fort important.

Les médecins ont été de tout temps fort partagés sur la vérité & l'application de ces fameux apophthegmes d'Hippocrate, par lesquels il subordonne absolument les vues de l'art aux mouvemens de la nature ; il dit en plusieurs endroits, qu'il *faut que le médecin suive la nature, & porte ses vues précisément au même but qu'elle ; que le médecin n'est que le ministre de la nature, & que c'est celle qui guérit les maladies.*

Ceux qui, parmi les anciens &
les modernes, ont été contraires à la
décision d'Hippocrate, ont prétendu
qu'il étoit dangereux de se fier à la
nature ; que par conséquent il faut
éviter les crises, les empêcher, ou cher-
cher à les déterminer suivant qu'on le
trouve convenable ; il faut, continuent-
ils, diriger la nature, & regarder
toujours la fièvre & les autres mala-
dies comme un état directement opposé
au principe vital.

Les partisans de cette opinion ac-
corderoient, tout au plus, à ceux
d'Hippocrate, que les incommodités légères, les maladies simples &
bénignes, peuvent guérir aussi bien
par le secours de la nature que par
celui de l'art : mais dans les maladies graves & compliquées, où les
forces de la nature paroissent totalement *déconcertées*, puisqu'il n'y a
aucune marque de *coction*, convient-
il que les vues du médecin demeurent subordonnées à des mouvemens
critiques qui n'existent point & qu'on
ne voit pas ? Voilà le point de la difficulté, & en même temps la plus

grande objection qu’on puisse faire
contre les opinions d’Hippocrate.

Il faut convenir que ceux qui sui-
vroient aveuglément ces opinions,
auroient de la peine à se bien tirer de
cette difficulté, & de plusieurs autres que les partisans de l’opinion
contraire seroient en état de leur opposer ; ils n’auroient certainement
pas pour eux le grand nombre de
malades, qui sont persuadés qu’on
ne peut guérir que par les remèdes,
non plus que les médecins qui ont
pour principe d’évaluer par le raisonnement la nature & la marche des
maladies, ainsi que l’action des remèdes.

Voici les principales raisons par
lesquelles les partisans d’Hippocrate
s’assurent dans leur façon de penser.
Ils avancent d’abord, d’après Hippocrate même, qu’il y a des maladies
aiguës mortelles par elles-mêmes, &
au-dessus de toute espèce de secours ;
qu’il y en a de tout aussi fâcheuses
parmi les chroniques, dans lesquelles
les remèdes, si peu effectifs qu’ils
soient, ne peuvent qu’accourcir la

vie, ou diminuer les forces inutilement : ces maladies mortelles & incurables, font celles dont Hippocrate
a dit *qu'il ne faut pas entreprendre de
les traiter, parce qu'elles font au def-
fus des forces de l'art* (1) ; aveu qui
valut à Hippocrate & à fes partifans
cette épigramme d'Afclépiade, qui
appeloit la médecine ancienne, *mé-
ditation fur la mort.*

Ils difent enfuite qu'il y a des maladies dans lefquelles les fymptômes
paroiffent effrayans, quoiqu'ils ne
foient au fond que des efforts victo-
rieux de la nature : c'eft ainfi que les
*redoublemens qui précèdent les crifes
font toujours fort confidérables* (2).
Ce feroit une erreur funefte que de
prendre ces efforts falutaires, qui annoncent la guérifon, pour des fymptômes auxquels il faudroit apporter de
prompts remèdes.

Ils ajoutent enfin, que les maladies dans lefquelles les remèdes femblent fuivis des effets qu'on en doit

(1) Liv. de l'art.
(2) Hipp. aphor. 13, fect. 2.

attendre, ne font pas pour cela fouf-
traites aux efforts critiques de la nature ; un purgatif ou un émétique,
n'agiffent jamais auffi parfaitement
que lorfque la nature eft difpofée à
les feconder ; s'ils font donnés hors de
ce temps-là , ils font toujours nuifi-
bles, ou tout au moins inutiles ou
indifférens (1).

L'attention d'un médecin fe rédui-
roit donc , fuivant Hippocrate , à bien
diftinguer les maladies mortelles par
elles-mêmes , d'avec celles qui ne le
font point ; celles-ci comportent feu-
les l'ufage des remèdes , placés dans
les difpofitions favorables , formées
& indiquées par les mouvemens critiques de la nature : c'eft donc , fuivant ce fyftême , au médecin à favoir
difcerner dans les maladies graves
quels font les fymptômes qui annoncent les efforts heureux de la nature,
afin d'en profiter , au lieu de les craindre mal-à-propos : il faut s'attacher
à connoître les voies que la nature

(1) Voyez Chapitre **XXXIV** au fujet
des remèdes *indifférens.*

tend à se frayer, & à les suivre par
une méthode convenable de traitement ; il faut aussi prendre garde de
ne pas multiplier les remèdes dans
les cas où il ne seroit nécessaire que
d'en employer un petit nombre.

C'est d'après ces raisons qu'un com-
mentateur d'Hippocrate (1) » a pré-
» tendu que pour que les phénomè-
» nes des crises, presque effacés, pa-
» roissent de nouveau sur notre ho-
» rizon, il faut que la médecine re-
» vienne à ses anciens usages, libre
» du joug chimérique & fabuleux des
» inventions humaines. Si on appre-
» noit à révérer la nature, à l'obser-
» ver scrupuleusement, à ne la point
» traverser dans ses opérations, & à
» ne point interrompre ses mouve-
» mens, mais à les suivre sans les
» pervertir, on verroit de nouveau
» paroître les crises, & les miracles
» qu'elles produisent, que l'ancienne
» médecine a tant célébrés. »

Mais de pareilles réflexions peu-
vent-elles satisfaire ou convaincre un

____

(1) Hecquet, aphor. 33, sect. 2.

médecin qui a vu guérir d'anciennes dyſſenteries par quelques priſes d'ipécacuanha, d'anciennes douleurs de tête par une ſaignée au pied, des crachemens de ſang par des ſaignées ou des émétiques, le ſcorbut par des remèdes appropriés ? &c. Ces maladies, & tant d'autres qui, livrées à elles-mêmes, ne guériroient au moins que très-rarement, on les voit céder promptement à des remèdes appropriés.

N'eſt-il pas naturel, diroit ce médecin, de juger de la puiſſance de l'art par de pareils effets ? & ne doit-on pas croire qu'au moyen des remèdes bien appliqués, il eſt poſſible d'emporter de même la plupart des maladies dans leur naiſſance ? ne voit-on pas que preſque tous les ſymptômes graves ne ſont fâcheux qu'autant qu'ils nuiſent aux fonctions des viſcères ? & quelle que ſoit la diſpoſition du corps, doit-il y avoir d'indication plus grande que celle d'écarter des obſtacles auſſi pernicieux ?

On n'a expoſé ici ces deux opinions que pour avoir lieu de faire re-

marquer les avantages qu'elles pourroient tirer de l'histoire du pouls.

Les partisans des idées des anciens,
fondés sur le pouls *critique* , peuvent
dire qu'à moins qu'une maladie ne
soit mortelle par elle-même , auquel
cas tout secours de l'art est inutile , il
doit se faire nécessairement quelque
effort critique dans un certain temps
de la maladie ; que c'est alors qu'on
peut employer avec succès des secours
appropriés si on les juge nécessaires ,
ou laisser faire la nature, si on a
lieu de croire , par la présence d'un
pouls *critique* bien déclaré , que la
crise puisse se terminer heureusement
par elle-même.

Les partisans de l'opinion contraire
ne manqueront pas d'alléguer que
toute maladie n'est qu'un état d'*irritation* , toujours subsistant dans les
parties affectées , & toujours remarquable dans le pouls , quels que soient
les changemens qui lui arrivent ; or,
cet état d'*irritation* ne cessant de me-
nacer *le principe de la vie* , il ne doit
y avoir rien de plus pressé que de
chercher à détruire , ou au moins à

détourner une difpofition auffi dangereufe. Si la maladie fe trouve infurmontable par elle-même, on a du moins la confolation d'y avoir oppofé les fecours poffibles ; s'il en eft autrement, on ne fauroit douter que les effets des remèdes renouvelés à propos, ne prennent fur la caufe de la maladie, & ne facilitent l'action des organes.

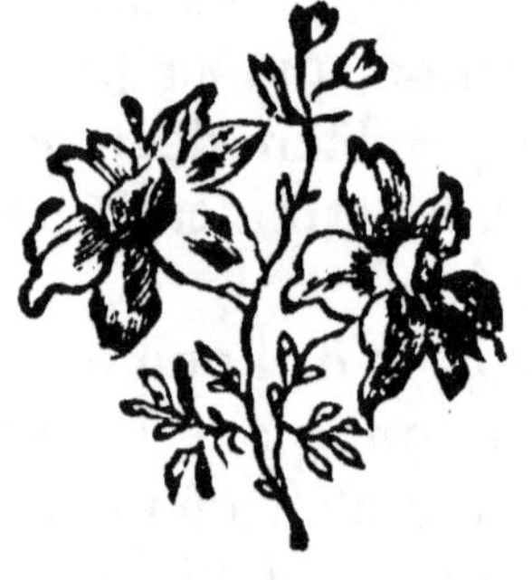

CHAPITRE XXV.

Du Pouls d'irritation compliqué avec le Pouls critique dans les maladies aiguës qui ont une heureuse terminaison.

QUELQUE exactes que puissent être les descriptions générales & particulières des changemens qui arrivent au pouls dans les maladies, il seroit difficile de bien évaluer ces changemens par rapport à la pratique de l'art, si les descriptions sur lesquelles on se règle, ne pouvoient être rapportées au mécanisme & à la marche des maladies.

Or, pour bien établir ce rapport, il n'y a pas de plus sûr moyen que de considérer l'état de maladie dans sa plus grande simplicité.

Rien n'approche plus d'un état de maladie dans un corps sain, que les phénomènes des excrétions & des sécrétions qui se font avec quelque difficulté : on y apperçoit d'abord un effort général du corps, & en particulier celui des organes fécrétoires & excrétoires, fur-tout dans le temps où ils ont quelque peine à s'acquitter de leurs fonctions.

Il eft certain que les fécrétions ne fe feroient point, fi les humeurs n'étoient préparées peu à peu ; c'eft-à-dire, fi l'action générale du corps ne leur donnoit d'abord une modification particulière, que l'action des organes fécrétoires doit enfuite perfectionner.

L'effort général de la nature qui opère la préparation des humeurs, cet effort qui redouble encore lorfque la préparation eft faite, & enfuite l'action particulière des organes excrétoires & fécrétoires, font donc trois conditions néceffaires à toute excrétion & fécrétion (1).

C'eft dans le travail de la digeftion que ces trois temps fe manifeftent affez fenfiblement. On y dif-

______

(1) Voy. Recherches anatomiques fur la pofition des glandes, &c.

tingue le premier effort de l'eſtomac
ſur les alimens, la révolution générale
du corps qui vient à l'appui de cet
effort, & le temps de la fin de la
digeſtion, où l'action qui a été con-
centrée dans l'eſtomac vient à ſe répandre ſucceſſivement dans les différentes parties. Ces phénomènes ne
reſſemblent pas trop imparfaitement
à un léger accès de fièvre.

La plupart des incommodités,
dont la principale cauſe ne conſiſte
ſouvent que dans des ſécrétions &
des excrétions pénibles, peuvent de
même être regardées comme l'eſquiſ-
ſe d'un paroxiſme de fièvre. Ces digeſtions pénibles, ces excrétions forcées, ont leur marche, leur temps,
leurs ſymptômes, qui ſe retrouvent
d'une manière plus ſenſible dans une
fièvre déclarée & ſimple.

Auſſi toute maladie, ſi ſimple qu'elle puiſſe être, ne ſe fait-elle d'abord
remarquer que par un état d'irritation,
de ſpaſme, d'accablement dont le
corps ſe trouve ſaiſi. Cette révolution a ſa crue, ſa gradation juſqu'à
l'établiſſement complet de la mala-

die. Alors commence une autre révolution, qui n'est que la détermination des forces, ou le mécanisme qui sert à préparer la crise ; cette
révolution dure jusqu'à un troisième
temps, qui est celui où, les couloirs
étant bien disposés & les humeurs
bien préparées, il se fait un dernier
effort qui détermine les excrétions &
finit la maladie.

Il y a donc trois temps à considérer
dans toutes les maladies. Le premier
qui n'est, pour ainsi dire, que l'appareil de tous les symptômes essen-
tiels, dans lequel les forces du corps
se rassemblent & se concentrent. Le
deuxième temps, est celui dans lequel
les forces concentrées viennent à se
développer, & où les humeurs reçoivent les préparations nécessaires
pour devenir propres à être séparées
dans leurs couloirs ; ce second temps
est ordinairement accompagné de
quelques changemens remarquables
dans les organes par lesquels la crise doit se faire. Le troisième temps,
est celui dans lequel la crise étant
bien disposée, les excrétions se déterminent

terminent avec facilité, ce qui finit la maladie. C'eſt en ce ſens-là ſans doute, qu'on peut dire avec Hippocrate, *que toutes les maladies ont une même forme, ou une même marche générale* (1).

Toute fièvre, conſidérée dans ſes périodes, paroît donc compoſée de trois fièvres particulières, celle d'*irritation*, celle de *coction*, & celle d'*excrétion*. Ces trois états ſont très-diſtincts dans les maladies ſimples ; ils ſont plus ou moins longs & ſe confondent différemment dans les maladies graves & *compliquées* : de-là réſultent des ſymptômes proportionnés à la nature & au degré de la maladie, qu'il eſt toujours eſſentiel de comparer avec l'état du pouls, pour pouvoir juger des mouvemens favorables ou contraires aux criſes.

Ces trois états, ces trois fièvres, ces trois temps des maladies, peuvent être ſubſtitués à ce que les anciens ont déſigné par le *commencement,*

____

(1) Hipp. Traité des Vents, Chap. II.

Tome I.   L

l'augmentation, *l'état* & le *déclin* de la maladie (1).

Les changemens qui arrivent au pouls, fuivent exactement ces trois temps ou ces trois états dans les maladies bénignes : le pouls eft d'abord, c'eft-à-dire pendant la fièvre d'*irritation*, *vif*, *ferré*, *convulfif*, *non-critique* ; il fe *dilate*, il fe *développe* fenfiblement, il devient plus *plein*, plus *fort*, plus *libre* dans le fecond période de la maladie. Lorfque dans le dernier période l'excrétion eft prête à fe faire, & qu'elle fe détermine en effet, le pouls prend le caractère propre aux évacuations qui doivent arriver ; c'eft-à-dire, qu'il eft *pectoral* fi les crachats terminent la maladie, *inteftinal* fi elle eft finie par les évacuations du ventre, &c.

Mais, dira-t-on, comment concevoir le mécanifme qui établit tous ces rapports entre le mouvement du pouls, le caractère & les temps des maladies, fi on ne peut fe former au-

______

(1) Voy. Thef. des Eaux d'Aquitaine.

cune idée de la caufe qui occafion-
ne ces changemens dans l'action du
cœur, & dans celle des artères ? A
quoi il eft aifé de répondre, que ce
n'eft point ici le lieu de placer des
explications. On ne manque pourtant pas de principes propres à rendre raifon de tous ces phénomènes
inexplicables par la théorie la plus
reçue. L'expofition de ces principes
fe trouve dans un ouvrage récem-
ment publié, dont il ne feroit pas
facile de faire la critique (1). Cette
réflexion peut fuffire à des obferva-
teurs bien intentionnés ; elle doit
écarter des oppofitions fondées fur
des préjugés théoriques, quels qu'ils
puiffent être.

Comme la plupart des obfervations précédentes peuvent fe rapporter par plufieurs endroits à l'objet de
ce chapitre, on fe contentera d'en
placer ici deux, qui paroiffent préfen-
ter fuffifamment l'idée du pouls d'*irritation* joint à des pouls *critiques*,

____

(1) Inftitutiones medicæ ex novo Med.
confpectu.

dans des maladies confidérables, qui ont ordinairement une heureufe ter-minaifon.

OBSERVATION CXXVII.

Fièvre putride dans une jeune fille qui n'a point eu fes règles depuis deux mois ; le pouls dès le troifième jour eft *rebondiffant & convulfif*, bien marqué, malgré trois faignées du bras ; il y a un faignement de nez au fixième jour, ce qui détermine à faire deux faignées du pied. Le pouls devient *inteftinal* vers le feptième, mais en confervant toujours un état d'*irritation* ; on prit le parti de don-ner des apozèmes rafraîchiffans & légèrement laxatifs ; ils ne firent d'a-bord qu'exciter le vomiffement, bien-tôt ils paffèrent mieux, & il y eut vers le neuvième d'affez copieufes évacuations ; elles durèrent jufqu'au onzième, que le pouls redevint un peu *dilaté*, *brufque*, *rebondiffant*, *irrégulier* ; les règles reparurent ; peu de temps après le pouls devint *fou-ple* & bien *développé* ; vers le quinzième, où les règles finirent, il devint *pectoral* bien déclaré. On donna en ce temps-là un léger purgatif, qui déconcerta la marche du pouls, & qui n'eut presque point d'effet. Le pouls se rétablit vers le vingt-unième; il y eut une expectoration pendant laquelle on trouva toujours un fond d'*irritation* avec les *redoublemens* du pouls *pectoral*; la maladie se termina fort lentement, ce qui probablement ne seroit pas arrivé sans le purgatif placé au moment dans lequel la crise alloit se déterminer.

OBSERVATION CXXVIII.

Fluxion de poitrine dans un jeune homme maigre & sec; il est saigné cinq fois du second au septième jour; le pouls, qui a été *convulsif* les trois premiers jours, se *développe* un peu au quatrième; il est *pectoral*, mais avec une *tension* & une *roideur* considérable de l'artère; les crachats qui viennent difficilement sont sanguinolens & écumeux; du cinq au septième jour, le pouls devient *inégal, in-*

termittent, mais toujours *serré*. On purgea le malade au huitième ; il y eut des évacuations assez abondantes, mais peu bilieuses ; le neuvième on donna du kermès & des apozèmes appropriés, qui ne furent suivis d'aucun effet remarquable ; le pouls devient *pectoral* au dixième, mais il est très-peu *développé* ; les crachats font un peu cuits & viennent moins difficilement ; (on continuoit l'usage du kermès & des apozèmes) ; le onzième le malade eut un redoublement considérable, qui commença par de longs frissonnemens ; à la fin de ce redoublement le pouls demeura *souple* & *développé*, il devint *pectoral décidé*, & en même temps très-*ondulant* : le malade qui usoit toujours du kermès & des apozèmes, cracha & sua abondamment les jours suivans. Il fut purgé le dix-hutième jour, & il entra en convalescence vers le vingt-unième.

CHAPITRE XXVI.

Du Pouls d'irritation compliqué avec les Pouls critiques, dans les maladies chroniques.

En observant avec attention la marche des maladies chroniques, on y découvre de même, à peu près que dans les maladies aiguës, trois états remarquables, sur lesquels il convient de se régler pour établir & conduire la méthode de traitement.

La seule différence qu'il y ait à considérer ici entre les maladies chroniques & les aiguës, c'est que celles-ci parcourent leurs temps plus promptement que les autres ; ce qui n'empêche pas que, dans le fond, les aiguës ainsi que les chroniques ne consistent originairement dans un désordre des sécrétions & des excrétions ; c'est ce qui fait que ces maladies ont toujours des terminaisons, ainsi que des accidens fort ressemblans.

L iv

Les derniers temps des maladies chroniques font fenfiblement connoître leur rapport ou leur reffemblance avec les maladies aiguës : on a déja obfervé qu'une maladie chronique devient ordinairement aiguë à proportion qu'elle fe difpofe à fa terminaifon ; Hippocrate dit, *qu'en traitant une maladie chronique, il faut premièrement la changer en maladie aiguë* (1).

Or, les maladies chroniques ayant des révolutions qui préparent & déterminent leurs crifes & leurs terminaifons, on doit y trouver auffi les divers changemens du pouls qui précèdent & accompagnent ces crifes.

La fanté parfaite n'eft qu'un être purement idéal. *Perfonne ne peut fe flatter de n'avoir pas quelque partie foible* (2). Notre vie n'eft qu'un tiffu d'incommodités, une maladie continuelle, qui ne ceffe de faire des progrès.

Nous vivons avec cette foibleffe

(1) Hipp. des Lieux dans l'homme, ch. 13.
(2) Celfe, chap. 3.

naturelle de quelques organes ; & ce qui doit paroître singulier, c'est que c'est sur cette foiblesse même qu'est fondée la santé propre à chaque individu : c'est d'elle que dépendent les différens tempéramens, qui ne viennent tous que de la différence de l'action des organes (1) : ce sont là des sources de la vie, de la santé, des maladies & de la mort.

On observe dans tous les âges, des maladies qui ne viennent que de la suite des effets produits par ce *désaccord* presque naturel des organes.

La nature & l'art ne parviennent à vaincre les maladies, qu'autant qu'ils rétablissent l'ordre d'action naturelle à chaque sujet ; ou bien qu'ils opèrent des changemens, sur lesquels s'établit une autre sorte de santé, différente de la première, & qui dans les suites sert souvent de base à une autre maladie aiguë ou chronique.

Les guérisons de la première espèce sont des guérisons parfaites : elles

____

(1) Recherches sur les Glandes.

font très-rares dans les maladies graves & *compliquées* ; la résolution complète d'une petite inflammation, ou le parfait rétabliffement d'une partie enflammée dans fon état naturel, eft peut-être impoffible ; la terminaifon la plus favorable de ces maladies graves & *compliquées*, n'eft qu'une guérifon de la feconde efpèce.

C'eft de ces crifes imparfaites que dépendent la plupart des maladies chroniques, qui parcourent leurs temps plus ou moins promptement, felon la nature, le lieu & le degré du changement intervenu dans l'ordre de la fanté primitive ; il arrive pourtant quelquefois qu'une maladie aiguë confidérable paroît fe terminer fi favorablement, que le malade fe trouve enfuite plus fort, plus actif qu'il ne l'étoit auparavant ; ce qui prouve que le changement opéré par cette crife a adouci ou augmenté le reffort de quelque organe, qui faifoit la caufe du défordre naturel.

Mais il ne faut pas toujours regarder comme une terminaifon favorable, des convalefcences fuivies d'une augmentation confidérable d'embonpoint qui, dans le fond, eft plus fouvent un nouvel état de maladie, que l'effet d'une meilleure fanté.

Quant au temps que les maladies chroniques peuvent mettre à paffer par leurs divers périodes, il eft quelquefois fi long, qu'Hippocrate prétend en avoir vu qui *duroient fix ans*, d'autres dont le cours naturel étoit *de fix mois*, & d'autres qui parcouroient leurs temps *en deux ans* (1). Plufieurs maladies, dit-il, » font ju-
» gées dans les enfans le quarantième
» jour, d'autres le feptième mois,
» les autres dans fept ans (2) : il y a
» des maladies qui fe jugent les unes
» par les jours, les autres par les mois,
» les autres par les quarantaines de
» jours, & d'autres par les années ou
» par une année (3).

Arétée a parlé des maladies chroniques dans lefquelles les révolutions

(1) Hipp. de affeƈt. inter. cap. 52.
(2) *Idem*, livre de l'enfantement des fept mois.
(3) *Idem* Aphor. 28, feƈt. 3.

ou les changemens *font pareils à ceux d'une maladie aiguë* (1). Baillou demandoit s'il n'y avoit pas des maladies qui *durent fept ans*, & d'autres qui *durent une année entière* (2). *Les crifes font dites quelquefois fe faire par mois & par années* (3).

Les obfervations fuivantes feront la preuve de tout ce qu'on vient d'expofer ; favoir, que dans la marche de la plupart des maladies chroniques il y a , comme dans les aiguës, des révolutions , dés temps très - importans à remarquer ; que ces maladies chroniques ne fe terminent prefque jamais qu'en devenant aiguës; & enfin, que les changemens du pouls annoncent & fuivent les révolutions de ces maladies.

OBSERVATION CXXIX.

Une fille pulmonique à l'âge de

(1) Arétée , des maladies longues , liv. 4, chap. 3.
(2) Baillou, Confult. 106.
(3) Dulaurens, des Crifes. Voy. Thef. des Eaux d'Aquitaine , fur tout ce qui eft contenu dans ce chapitre.

quarante-six ans, a été sujette, dès son enfance, à des toux opiniâtres & à des saignemens de nez ; les règles qui ont paru assez exactement, ont toujours dégagé la poitrine, sans empêcher cependant des rhumes fréquens, des extinctions de voix, & de légères incommodités, suivies de dévoiement & de sueurs ; dès que les règles ont diminué, la poitrine s'est prise de plus en plus, jusqu'à ce que les crachats aient été bien purulens, & la pulmonie au dernier degré.

Il paroît que le dérangement naturel, ou presque naturel de la poitrine, a été un obstacle continuel à la santé, pendant tout le cours de la vie, & que les embarras qui fomentoient ce dérangement ont toujours augmenté.

OBSERVATION CXXX.

Une vieille fille avoit une tumeur cancéreuse à la mamelle droite ; elle assure que dès sa jeunesse il arrivoit à cette mamelle, dans toutes les révo-

lutions des règles , des changemens
plus notables qu'à la mamelle gauche ;
peu à peu la mamelle s'est engor-
gée , & lorsque les règles ont été
au temps de finir , cette tumeur est
venue à suppuration , & il s'est établi une fièvre lente.

La foiblesse ou la disposition particulière de cette mamelle droite , en
a occasionné la tumeur , qui a parcouru ses temps insensiblement.

OBSERVATION CXXXI.

Un homme eut une attaque d'apoplexie à l'âge de soixante ans ; il avoit
été pendant sa jeunesse sujet à de très-
violens maux de tête, à des maux de
gorge , à des saignemens de nez , à
des toux fréquentes ; il fut sujet ensuite à des coliques violentes; ensuite
à un flux hémorroïdal , & à des
douleurs vagues aux reins & aux
bras; le flux hémorroïdal diminua
& vint à cesser entièrement dans les
dernières années de sa vie; le malade se plaignoit , quelque temps avant
son attaque , d'un engourdissement

de tout le corps, & principalement de la tête.

Quoique cet homme parût très-bien conſtitué, il avoit cependant, depuis ſon enfance, une incommodité habituelle, qui l'a conduit par degrés à l'apoplexie.

OBSERVATION CXXXII.

Un homme qui eſt pulmonique à l'âge de trente-cinq ans, avoit eu dans ſa jeuneſſe la jauniſſe ; il fut enſuite ſujet à des douleurs rhumatiſmales aux bras & aux jambes, & à des rhumatiſmes fréquens ; il parut vers l'âge de dix-huit ans une dartre conſidérable au viſage ; cette dartre fut traitée ainſi que les autres incommodités ; elle diſparut. Le malade paroiſſoit ſe bien porter ; il eut des accès de fièvre tierce, qui durèrent pluſieurs mois, & qui revinrent à pluſieurs repriſes, dans l'eſpace de trois ans ; la fièvre devint quotidienne, & dans la ſuite elle fut continue ; la poitrine ſe prit, & le malade devint phthiſique.

Cette obſervation préſente un tiſſu, ou une ſuite d'incommodités,
qui n'ont été probablement que les
effets de l'ancien foyer de la principale maladie.

OBSERVATION CXXXIII.

Un homme âgé dc cinquante-cinq
ans devient hydropique ; il a été pendant ſa jeuneſſe ſujet à la jauniſſe, à
de fréquens ſaignemens de nez, à des
fièvres intermittentes & à de mauvaiſes digeſtions ; les urines varioient
ſouvent, étant tantôt crues & abondantes, tantôt rouges, briquetées &
en petite quantité. Quelques années
avant l'hydropiſie, le malade fut attaqué d'une diſpoſition inflammatoire au foie, avec fièvre conſidérable,
& il traîna juſqu'au temps de l'hydropiſie une convaleſcence fort imparfaite.

Les anciens n'auroient pas manqué
d'accuſer, en pareils cas, l'*intempérie*
naturelle du foie, qui n'a ceſſé de
faire des progrès pendant le cours
de la vie.

OBSERVATION CXXXIV.

Il n'eſt pas rare de voir des aſthmes ſe préparer depuis long-temps, & finir après une longue durée par des hydropiſies de poitrine; des maladies cutanées opiniâtres produire enfin des ulcères au poumon ; de vieilles pertes blanches, ſuivies d'hydropiſies ou de phthiſie ; la goutte & le rhumatiſme finir par des engorgemens de la poitrine, ou des viſcères du bas-ventre.

Ces faits, & tant d'autres de cette eſpèce qu'on pourroit alléguer, prouvent qu'il y a beaucoup de maladies chroniques, principalement produites par une mauvaiſe cónſtitution naturelle, ou accidentelle de quelques organes, qui rend très-graves des cauſes aſſez légères par elles-mêmes, & peu nuiſibles en effet, avec une meilleure conſtitution.

Les Obſervations ſuivantes ſerviront à prouver que les maladies chroniques ſe changent preſque toujours en maladies aiguës vers leurs derniers temps.

OBSERVATION CXXXV.

Ancien rhumatifme, fans fièvre apparente, dans un jeune homme affez robufte, & d'un tempérament fec; les eaux minérales de *Barèges*, prifes en Bain & en boiffon, augmentent prodigieufement les douleurs; la fièvre eft évidente vers le fixième jour; on fufpend l'ufage des eaux; la fièvre dure jufque vers le quatorze; d'abondantes évacuations par les fueurs, par le ventre & par les urines, qui fe fuccèdent enfuite, terminent la maladie aiguë. Le pouls, qui a d'abord été *fiévreux*, *vif* & *non critique*, eft devenu *excréteur*, & a annoncé toutes ces évacuations. Depuis ce temps, le malade s'eft trouvé bien guéri de fon rhumatifme.

OBSERVATION CXXXVI.

Plufieurs mélancoliques fort éprouvés des accidens ordinaires à leur état, fe mettent à l'ufage des eaux minérales, dites *eaux chaudes*; le

pouls, habituellement *variable, irré-*
gulier, plus ou moins serré, se développe
sensiblement, & devient *vif, fréquent,*
& prend des caractères particuliers,
selon la disposition des sujets ; les
uns ont des hémorragies du nez ;
la fièvre augmente dans d'autres, de
manière à exiger quelques saignées ;
il y en a enfin qui ont une espèce de
fièvre putride qui, au moyen des remèdes appropriés, se termine par de
copieuses évacuations & des sueurs
abondantes ; tous ces malades se
trouvent ensuite très-bien guéris, &
plusieurs mois après ils dirent n'avoir
éprouvé aucune des fâcheuses incommodités dont ils étoient si fort tour-
mentés auparavant.

Il paroît évidemment que dans ces
cas-là, l'art, suivant le précepte d'Hippocrate, fait d'une maladie habituelle
& chronique, une maladie aiguë &
bien critique ; c'est ce qui donne oc-
casion de soupçonner que les maladies
chroniques qu'on croit terminées après
des traitemens qui ne font dans le
fond que palliatifs, & qui n'excitent pas une crise convenable, ne

font pas toujours bien guéries : telle
eft la terminaifon de plufieurs des
maladies pour lefquelles on a, par
exemple, employé le lait pour toute
nourriture, ou qui n'ont été traitées
qu'avec des remèdes calmans. Ne
doit-on pas mettre dans cette claffe
la plupart des maladies aiguës, traitées par de fréquentes faignées, des
lavages & des adouciffans ?

Venons aux obfervations qui prouvent que les changemens du pouls
fuivent exactement les temps & les
efpèces de révolutions qu'on obferve
dans les maladies chroniques.

OBSERVATION CXXXVII.

On trouve le pouls *dur*, *irrégulier*,
déréglé, peu *conftant*, dans toutes
les filles qui ont les pâles-couleurs ;
dès que les règles viennent à fe bien
déterminer, le pouls fe *développe*,
devient plus *fort*, & il prend le caractère propre aux évacuations critiques de la matrice ; il ne fe trouve
plus enfuite dans la *petiteffe* & le *refferrement* propre à l'état des pâles-
couleurs.

On obſerve de pareils changemens dans l'état du pouls des mélancoli-ques, qui ont une diſpoſition au flux hémorroïdal ; quelque temps avant que ce flux ſoit diſpoſé à ſe détermi-ner, le pouls eſt à peu près comme dans les pâles-couleurs ; il ſe *déve-loppe* & il acquiert *de la force*, quand le flux hémorroïdal eſt bien déter-miné.

Il eſt prouvé par pluſieurs des Ob-ſervations déja rapportées, que les perſonnes ſujettes à des ſueurs ou à des dévoiemens habituels, entretenus par une mauvaiſe diſpoſition chroni-que, ont, lorſque ces criſes veulent ſe déterminer, le pouls propre à cha-cune de ces excrétions.

OBSERVATION CXXXVIII.

Point de côté habituel, crachats fort ſuſpects, dans une fille qui a eſ-ſuyé il y a trois mois une fluxion de poitrine : le pouls eſt *fébrile*, *vif*, *ſec*, *irrégulier* ; des apozèmes adouciſſans & des eaux minérales ſulfureuſes augmentent le mouvement du pouls ;

elles le *développent*, & le rendent plus *souple* & plus *plein*; il devient en-suite décisivement *pectoral* : les cra-chats font abondans & de meilleure efpèce ; peu à peu la poitrine fe dé-gage, & le pouls redevient *fouple* & affez *égal* : quelques jours après il de-vient *inférieur*, & annonce les règles qui n'avoient pas paru depuis trois mois ; elles viennent en effet affez abondamment, & la maladie eft heu-reufement terminée.

OBSERVATION CXXXIX.

Migraine périodique invétérée dans un fujet maigre & fec ; le pouls eft toujours fort *convulfif* au commence-ment du paroxifme ; il fe *développe* un peu vers le deuxième jour, il de-vient *dur*, *tendu*, *inégal*, *un peu bruf-que*; le malade vomit abondamment, & il arrive fouvent que ce vomiffe-ment eft fuivi de grouillemens & de quelques légères douleurs de colique, dans lefquels le pouls devient *intefti-nal* ; bientôt après il y a de copieu-fes évacuations bilieufes.

Mais malgré ces évacuations, &
vraisemblablement à cause de la disposition habituelle, le pouls reste,
dans les intervalles des paroxismes, un
peu *dur*, *serré*, *presque convulsif*; ce
qui prouve évidemment que la crise
n'est qu'imparfaite; le malade prend
des eaux purgatives & des bains chauds;
il survient une fièvre violente, suivie
d'abondantes évacuations, avec un
pouls si fort & si *développé*, qu'il
semble avoir totalement changé de
nature; depuis cette crise il est resté
constamment *libre*, *souple*, *égal* pendant plusieurs mois, il n'y a eu aucun
retour de migraine.

CHAPITRE XXVII.

De la complication *du Pouls* d'irritation *avec les Pouls* critiques, *dans les maladies aiguës qui ont une mauvaise terminaison.*

ON a déja dit (1) que la *complication* du pouls *d'irritation* avec le pouls *critique*, n'entraîne que peu d'accidens fâcheux, dans les maladies qui ne font point de mauvaise efpèce ; rien ne s'oppofe invinciblement, dans ces maladies, au *développement* du pouls, & aux excrétions critiques : on verra par les obfervations qui vont être rapportées, combien cette *complication* eft plus à craindre dans des maladies graves par elles-mêmes.

En examinant de près la nature & les caufes de pareilles maladies, on a lieu de préfumer qu'elles font ordinairement *compofées* d'un fond de

(1) Voy. Chap. XXV.

maladie

maladie chronique, & d'une maladie aiguë entée, pour ainsi dire, sur ce fond de maladie chronique.

D'ailleurs, les divers tempéramens n'étant produits que par les dispositions particulières des organes, & par les divers rapports d'action qui résultent de ces dispositions, ils peuvent la plupart être regardés comme une espèce de maladie habituelle, sur-tout en y joignant les effets des excès dans lesquels les hommes ne tombent que trop souvent.

Il est même très-probable que la plupart des passions & des goûts, principalement celui qui porte à un mauvais régime qu'on suit, & qu'on croit devoir suivre, ont leur première cause dans un désordre de constitution ; ce désordre fait ses progrès sourdement, & forme un établissement de maladie, qu'il seroit quelquefois dangereux de vouloir entièrement détruire.

Des personnes ainsi disposées, ne sauroient avoir des maladies qui parcourent leurs temps, comme elles le font dans des corps habituellement fains : il faut , à plus forte raifon, en dire autant des malades qui ont des obftructions , des ulcères internes ou externes , des rhumatifmes habituels, des maux de tête anciens, l'afthme , la colique , la goutte, des palpitations, des difpofitions dartreufes , ou qui ont déja effuyé des maladies qui ont laiffé des impreffions dans quelque vifcère.

On peut encore rapporter ici des phénomènes qu'il n'eft pas rare d'obferver , au fujet des règles dans les filles qui ne les ont point encore eues, & dans les femmes qui ceffent de les avoir. Les règles viennent avec affez de facilité dans les filles bien conftituées, & ceffent en leur temps , avec peu d'incommodités ; elles ne fe déterminent que difficilement dans les filles qui ont la poitrine affectée, ou qui ont quelque mauvaife difpofition dans les vifcères du bas-ventre. Les caufes qui s'oppofent à cette première révolution, & qui fe trouvent fouvent perfifter jufqu'à l'entière ceffation des règles , jettent quelquefois ces perfonnes, en l'une & l'autre de ces circonſtances , dans des maladies aiguës très-dangereuſes.

Les maladies *compliquées* , dont il ſera queſtion dans les obſervations ſuivantes , feront voir comment il en réſulte des *complications* de différentes eſpèces de pouls, ſelon la nature , la marche & les évènemens de ces maladies.

OBSERVATION CXL.

Un homme âgé de cinquante ans , qui s'étoit long-temps livré à toute forte d'excès , avoit à l'une des jambes un petit ulcère, qui ſe rouvroit & ſe fermoit de temps en temps ; il lui ſurvint une fièvre continue avec des redoublemens , point de côté & crachement de ſang ; cette maladie dura pendant près de quarante jours ; le pouls qui demeura *convulſif* pendant preſque toute la maladie , fut *intermittent* depuis le troiſième jour juſque vers le quatorze : on fit pluſieurs ſaignées du bras , & on employa pluſieurs légers purgatifs qui n'eurent que peu d'effet.

Il survint au quatorze, un dévoiement spontané & de matières bilieuses; il y eut en même temps des crachats comme purulens, qui furent annoncés, ainsi que le dévoiement, par le pouls qui leur est propre; ce pouls fut toujours *compliqué* avec une *irritation* considérable; cependant le malade reprit des forces peu à peu, il ne lui resta qu'un léger embarras à la poitrine; l'ulcère de la jambe ne se rouvrit point.

Cet embarras de la poitrine devenu habituel, & la sécheresse constante de l'ulcère de la jambe, étoient une preuve que la maladie n'avoit pas été complétement jugée.

Le malade fut attaqué, cinq ans après, d'une pareille maladie, avec cette différence que le pouls fut toujours, dans cette dernière, *vif, serré, convulsif*; il se *développa* de temps en temps, mais non pas d'une manière constante; tantôt il paroissoit *pectoral*, & tantôt *intestinal*. Plusieurs saignées & plusieurs purgatifs employés conformément aux indications qu'on avoit pu saisir, n'eurent aucun effet heureux. Le malade mourut au quatorze, sans qu'on eût jamais trouvé dans le pouls aucun signe de crise favorable.

OBSERVATION CXLI.

Un jeune homme d'une forte constitution, mais un peu mélancolique, étoit sujet depuis sa tendre jeunesse à des maux de tête assez vifs, & à des symptômes qui accompagnent ordinairement le flux hémorroïdal ; il eut la fièvre continue accompagnée d'un violent mal à la tête ; le pouls devint sur la fin très-*rebondissant* & *nazal* ; il survint un saignement de nez abondant, & des excrétions muqueuses du nez & de la gorge, qui terminèrent la maladie : cinq saignées, trois du bras, deux du pied, l'émétique, & quatre purgatifs légers qui avoient précédé cette hémorragie critique, n'avoient produit aucun effet remarquable sur le pouls ; il demeura constamment un peu *convulsif* ; cette opiniâtreté étoit vraisemblablement la suite de la cause qui produisoit les maux de tête aux-

quels le malade étoit depuis long-temps
fujet ; les efforts critiques de cette maladie ne purent détruire entièrement
cette caufe.

En effet un an après , & à peu près
dans la même faifon , ce jeune homme eut une maladie affez femblable à
la première : le pouls fut toujours *vif,
petit, fréquent, non critique*, il ne
changea prefque point ; à peine pa-
rut-il quelques légers *rebondiffemens ;*
tous les différens remèdes qui furent
employés ne produifirent jamais dans
le pouls aucun *développement fenfible ;*
les urines furent, dans tout le cou-
rant de la maladie , ou abondantes
& limpides , ou rouges fans fédiment,
& en petite quantité; les évacuations
ne furent prefque jamais que féreufes ;
la tête fe prit vers le quatorzième
jour ; le malade refta deux ou trois
jours dans une forte de léthargie ,
après laquelle il fut paralytique du
côté droit : enfin il mourut dans les
convulfions , le pouls demeurant toujours dans le même état *d'irritation ,*
plus du côté droit que du gauche.

OBSERVATION CXLII.

Un jeune fille avoit à l'oreille droite une espèce de suintement qui augmentoit à la moindre incommodité : elle eut une fièvre continue pour laquelle elle fut saignée quatre fois du bras, purgée trois fois, & qui se termina par un dépôt à cette même oreille ; le pouls se *développa*, mais il conserva toujours la *roideur* propre au pouls de suppuration (1).

Trois ans après, cette jeune fille fut mariée ; elle eut à la suite de sa première couche une fièvre, qui eut pour principal accident un violent mal à la tête ; à mesure que la douleur diminuoit par les remèdes qui furent employés, le suintement de l'oreille augmenta ; il survint ensuite un assoupissement léthargique, & la malade périt peu de temps après dans des convulsions ; le pouls étant toujours resté très-*vif*, *irrégulier*, *convulsif*, *non critique*, *peu développé*, &

(1) Voyez le Chapitre XXIX.

M iv

ſeulement dans de courts intervalles.

Les maladies qui font le ſujet des trois obſervations précédentes, étoient *compliquées* avec d'anciennes mauvaiſes diſpoſitions qui ne pouvoient manquer de former un obſtacle conſidérable à la liberté des mouvemens critiques.

OBSERVATION CXLIII.

Fièvre continue dans un homme de conſtitution robuſte, accablé d'un violent chagrin, & réduit à une très-mauvaiſe nourriture pendant un temps conſidérable. Le pouls eſt *vif*, *petit*, *ſerré* ; il paroît quelques *intermittences* au ſecond jour : au troiſième le malade vomit naturellement, & ce vomiſſement eſt ſuivi de quelques évacuations ſimplement ſtercorales. Cinq ſaignées & l'uſage des apozèmes laxatifs, ne *développent* point le pouls juſqu'au ſixième ; il paroît alors ſe relever un peu : au ſeptième le ventre eſt bouffi & tendu, le pouls devient *flaſque*, & il ſemble *vide* ; on fit encore deux ſaignées, & on

donna beaucoup de potion huileuse,
ce qui n'empêcha pas le ventre de devenir plus tendu & beaucoup plus
douloureux ; le pouls se *resserra* de
nouveau , avec une augmentation de
tension & de gonflement du ventre ;
au neuvième le pouls fut plus *petit ;*
plus *fréquent* , plus *serré* , & le malade
mourut ce jour-là.

Voilà un exemple d'un pouls qui
reste toujours *concentré , non critique* ,
malgré quelques changemens qui paroissent annoncer une excrétion in-
testinale. Il est probable que par l'impression du chagrin & les effets de la
mauvaise nourriture , les organes ne
se sont point trouvés en état d'entrer
dans une action convenable pour
s'opposer au progrès de la maladie.

OBSERVATION CXLIV.

Fièvre continue de mauvaise espèce dans un malade fort adonné au vin
& aux liqueurs spiritueuses. Le pouls
reste toujours *serré , vif , tendu , convulsif* , quoiqu'il y ait de temps en
temps quelques légers changemens qui

M v

paroiſſent annoncer le ſaignement de nez & le dévoiement ; mais le *rebon-diſſement* n'eſt jamais *complet*, le pouls *inteſtinal* eſt toujours, lorſqu'il paroît, joint au *convulſif ;* enfin les évacuations arrivent , mais elles ne ſont ni de bonne qualité , ni abondantes ; le malade meurt au quarante - unième jour. On avoit fait de fréquentes ſaignées; on avoit employé en leur temps beaucoup de purgatifs & d'apozèmes laxatifs ; on avoit enfin appliqué des véſicatoires aux jambes.

OBSERVATION CXLV.

Fluxion de poitrine dans un malade d'aſſez foible complexion. Il avoit depuis près de quinze jours un dévoiement conſidérable , & une douleur ſourde dans l'hypocondre droit. Il ſurvient un violent friſſon qu'on prend ici pour le commencement de la maladie ; la toux eſt fréquente , la douleur de l'hypocondre plus vive, le pouls eſt *petit* , *ſerré* , un peu *irré-gulier :* du deuxième au quatrième le dévoiement eſt moindre , la toux moins fréquente , mais la douleur de l'hypocondre se répand sur la région épigastrique ; le pouls est moins *vif*, moins *serré.*: du quatrième au septième le pouls se *développe* un peu, & est *obscurément pectoral* ; il vient un peu plus de crachats mousseux & sanguinolens ; le ventre coule moins , quoique le malade soit purgé : du septième au neuvième , le pouls est plus *tendu* , plus *serré* ; le ventre se gonfle & se tend , & les évacuations cessent: du neuvième au douzième le pouls est *rebondissant* , mais avec une *constriction* marquée : du douzième au dix-huitième le pouls est *pectoral* , & les crachats sont gras & assez cuits : vers le dix-huitième il sort assez de sang du nez : vers le vingt-unième le pouls paroît dans l'*état naturel* , semblable au pouls d'un abcès (1) ; le ventre devient plus tendu jusque vers le trentième ; alors il survient une enflure considérable dans tout l'hypocondre droit, & en même temps à la joue & au pied du même côté ;

(1) Voy. Chap. XXIX.

le pouls est *petit*, *serré*, *irrégulier*, &
devient un peu *pectoral*, sur-tout du
côté affecté : vers le trente-cinquième,
le malade crache beaucoup de pus.

Ce malade fut saigné onze fois,
purgé neuf, & fit un grand usage de
look avec du kermès : le pouls ne se
développa jamais parfaitement. Il paroît que l'embarras au foie ou à ses
appartenances, indiqué par la douleur de l'hypocondre & le dévoiement, étoit le principal *noyau* de la
maladie, il formoit un obstacle constant à la liberté des mouvemens du
pouls.

OBSERVATION CXLVI.

Fluxion de poitrine, à la fin de laquelle les crachats ont été purulens
dans une femme maigre & foible :
il reste une toux presque habituelle
& une fièvre lente, légère, avec des
redoublemens suivis de sueurs noc-
turnes : cette femme devient grosse
dans ce temps-là ; les accidens furent
tellement suspendus, que la malade
parut se porter assez bien jusqu'à la

fin de la groffeffe. La fièvre fe décla-
ra par un friffon confidérable dès le
fecond jour de l'accouchement, le
pouls fut *ferré*, *vif*, *convulfif*; on fit
d'abord deux faignées du pied, qui
ne changèrent prefque rien dans l'é-
tat de la fièvre ni du pouls : il n'y eut
prefque point de vidanges ; vers le
fixième le pouls parut devenir un peu
pectoral, & il y eut quelque difficulté
dans la refpiration fans que les mamelles fuffent engorgées ; c'eft ce qui fit
faire plufieurs faignées du bras, dans
l'intervalle defquelles on plaça du kermès & des potions huileufes, le tout
avec peu de fuccès. Enfin la malade
cracha tout d'un coup une grande abondance de pus, & demeura pulmonique.

L'évènement de cette groffeffe &
de cette maladie, préfente une idée
de la caufe & du mécanifme de la
fuppuration, un peu différente de celle
que fournit la théorie ordinaire : lorfque la malade devint groffe, l'un ou
l'autre de fes poumons étoit dans
un état de fuppuration ; cette fuppuration fut fufpendue par l'état de groffeffe ; c'eft ce qui pourroit faire pré-

fumer que le mécanifme de la fuppuration dépend moins du mouvement
propre de la partie abcédée , que
d'une efpèce de fpafme qui agit , fi
on peut le dire , *avec une forte de vive
convergence* fur l'endroit dans lequel
s'établit une fuppuration.

La groffeffe a pu faire ici une diverfion à la fuppuration de la poitrine , ou la fufpendre ; la mauvaife
difpofition de la poitrine qui a perfif-
té malgré cette diverfion , a dû , après
l'accouchement , tourner de fon côté
la plus grande partie de l'action qui
devoit déterminer les fuites favorables
des couches : c'eft pour cette raifon
que la matière des vidanges s'eft jetée
fur la poitrine.

CHAPITRE XXVIII.

De la complication *du Pouls dans les maladies* convulsives, nerveuses (ou nervales), *ou plus* nerveuses *qu'*humorales.

C'EST une vérité reconnue en médecine, que la plupart des maladies aiguës font produites par la fufpenfion des excrétions des différens couloirs, & terminées par des évacuations plus ou moins abondantes : on fait auffi qu'il y a des maladies dans lefquelles il y a tant de *féchereffe*, tant de *fpafme*, fi peu de *matière*, qu'on ne peut les attribuer qu'à la *fenfibilité* des nerfs.

C'eft de cette *fenfibilité*, que dépendent ces deux fameux principes de la fecte des *méthodiques*, le *ftrictum*, la *conftriction* ou le *refferrement*, & le *laxum* ou la *perte de reffort* des parties ; ainfi que tout ce que les modernes ont avancé du mouvement *to-*

nique, du *spasme*, de la *mobilité des fibres*, des *convulsions*, de l'*érétisme*.

Il ne faut pas s'attendre à trouver dans ces sortes de maladies, le progrès, la marche & le *développement* du pouls, qui ne sont que la suite de la régularité & de la constance des mouvemens naturels ; ou, pour mieux dire, il est évident que les coctions , les crises, les excrétions bien conditionnées , ne peuvent presque pas avoir lieu dans ces maladies *nerveuses*.

Il est cependant à présumer que, quelque irréguliers que semblent être les symptômes de ces maladies, ils ont leurs causes, leurs effets & leurs phénomènes fixes : ce seroit vraisemblablement au moyen des réflexions proposées dans le chapitre précédent qu'on pourroit suivre , démêler, classer & évaluer tous ces phénomènes , trop regardés comme des symptômes passagers.

Qu'il y ait dans le corps un ou plusieurs obstacles dans les différens viscères, ou dans les organes faits pour soutenir & favoriser l'action des nerfs ; chacun de ces obſtacles doit avoir ſes phénomènes particuliers , dans les différentes parties , dans les différens côtés , dans les différens *départemens* des organes (1) : qu'il ſe joigne à ces obſtacles fixes & habituels , un embarras plus conſidérable qui occaſionne , par exemple , la fièvre , cette dernière fièvre aura ſa marche , mais elle ſera ſouvent interrompue & changée par les premiers obſtacles , qui ne ceſſent de produire leurs effets propres ; on pourroit, peut-être , décompoſer par ce moyen les maladies *nerveuſes* les plus compliquées : mais ces ſortes d'examens ne regardent pas cet ouvrage.

Une remarque importante à faire , c'eſt qu'à côté de ces maladies *convulſives* , *nerveuſes* , & ſans *matière* , ſe trouvent préciſément des maladies contraires , dans leſquelles les embarras des canaux excrétoires ſont ſi conſidérables , & les différentes matières d'excrétion ſi abondantes , que ce n'eſt que par de copieuſes évacua-

(1) Voy. Recherches ſur les Glandes.

tions qu'on peut attendre du soulagement dans ces maladies (1).

C'eſt ici un des ſujets de diviſion, ou de partage, dans les opinions des praticiens. Les uns, attachés uniquement à l'exiſtence & aux phénomènes du *ſpaſme*, ne s'efforcent qu'à le vaincre par des remèdes doux, calmans & humeċtans ; d'autres, enhardis par le ſuccès des violens remèdes, ne manquent pas de les placer dans ces cas où les mouvemens critiques de la machine ſont ſi gênés, qu'ils croient devoir recourir aux médicamens les plus aċtifs, pour remettre l'ordre naturel des oſcillations.

Tout le genre nerveux eſt dans un état de *roideur* & d'*irritation* ſi conſidérable, par la préſence de l'engorgement des viſcères, par l'*érétiſme* de l'eſtomac, par les arrêts de la peau & par ceux des autres parties, que ce n'eſt qu'au moyen des ſecouſſes promptes, réitérées, & faites avec effort, qu'on parvient à arrêter les effets

____

(1) Voy. Inſtitut. Médicin. ſur le diagn. de ces maladies.

pernicieux de ces engorgemens ; mais c'eſt à condition qu'ils ſoient *mobiles* ou *amovibles.* » Il y a des maladies » qui paroiſſent *sèches* & *crues*, non » point à cauſe qu'il n'y a pas des ma- » tières dont l'excrétion doit être » faite, mais parce que la fièvre rend » le corps aride (1). »

Voilà le triomphe des émétiques, des purgatifs les plus violens, & des remèdes qu'on nomme les plus chauds: c'eſt ici qu'il faut dire avec Hippo-crate, *que les forts médicamens em-portent tout* (2) *;* voilà des maladies faites pour déconcerter les opinions des anciens, leur lenteur, leur *ex-pectation*, leur attachement à la na-ture : il faut pourtant leur rendre la juſtice qui leur eſt due, ils connoiſ-ſoient l'uſage de ces remèdes forts ; leur attention à ſuivre la nature ne les empêchoit pas de les mettre en œuvre, ſur-tout dans les maladies dans leſquelles ils avouoient eux mê-mes que la vertu des jours n'avoit point d'influence.

(1) Baillou, Epid. 2, not. 8.
(2) Traité des lieux dans l'homme.

Ils ont parlé de ces combats dans lesquels la nature est vaincue, ou prête à succomber sous les efforts de la maladie, si on la livre à elle-même. Une de leurs saignées en valoit plusieurs de celles qu'on fait aujourd'hui ; leurs purgatifs étoient beaucoup plus forts ; & il y a des médecins de la secte des modernes, qui, se croyant fort ennemis de l'*expectation* des anciens, se sont pourtant trouvés plus timides qu'eux & plus soumis à la nature, vu l'insuffisance & la légéreté des petites potions purgatives qu'ils employoient (1).

Mais de quelles lumières n'a pas besoin un médecin, pour éviter les méprises dans les maladies dont il est question ! La théorie & le raisonnement sont ici très-sujets à faire broncher d'un côté ou de l'autre ; l'expérience éclairée est l'unique ressource qui puisse guider les praticiens.

Le pouls est, dans ces maladies *nerveuses*, presque toujours *non critique* ;

(1) Voy. le mot CRISE. Encyclopéd. IV. vol.

il n'eſt preſque point *développé* ; il eſt très-*ſerré* au contraire, fort *convulſif*, & ſur-tout *variable*, *inconſtant*, *mobile*, peu *fixe*, très-éloigné de cette *teneur*, de cette *aiſance*, de cette *fermeté* qui caractériſe le pouls *critique*. Ce qu'il y a de plus ſingulier encore, c'eſt que le pouls ſemble quelquefois *critique* dans ces maladies, ſans qu'il ſoit toujours ſuivi des évacuations qu'il annonce : cette obſervation peut être ſouvent réitérée dans les maladies convulſives, nommées *vaporeuſes* (1).

Baillou prétendoit » que dans les » pâles-couleurs le cœur eſt quelque- » fois *fol* (*fatuum*), & qu'il y a avec » cette maladie, une ſorte de fièvre » qu'il eſt impoſſible de déterminer » (2). » Les pâles-couleurs ſont une ſorte de maladie *nerveuſe* ; on peut en dire autant du pouls ou de la fièvre de toutes les autres eſpèces de maladies de cette claſſe.

(1) Voyez le dernier Chap.
(2) Baillou, conſult. liv. 3, & au livre des maladies des filles.

OBSERVATION CXLVII.

Mélancolie outrée, dans un jeune homme qui paroît bien conſtitué, & qui s'eſt adonné vivement à l'étude pendant pluſieurs années ; inconſtance, fureur de voyager, vivacité des paſſions, toutes ſortes d'incommodités, ſans qu'il y ait une maladie fixe ; les forces diminuent ſenſiblement dans l'eſpace de deux ans ; la maigreur augmente journellement ; elle eſt bientôt au point du maraſme parfait : le pouls eſt conſtamment *ſerré*, *vif*, peu *égal*, *plus ou moins agité*, *dur* & *convulſif*. Les remèdes les plus appropriés, les apéritifs, les laitages, les eaux minérales, l'équitation &c. n'ont aucun ſuccès, & le malade dépérit de plus en plus, par leur uſage ; il meurt enfin dans l'étiſie. Le pouls n'a ceſſé de ſe *reſſerrer*, de ſe *durcir*, de s'*affoiblir*, & d'être *non critique*, à proportion que toutes les évacuations ſont devenues plus *crues*, plus ſéreuſes, moins excrémentielles.

OBSERVATION CXLVIII.

Un malade qui a eu beaucoup de chagrin, eft devenu fi fenfible, fi délicat, fi vif, que le moindre chatouillement, ou la plus légère douleur le met en convulfion ; un bruit un peu extraordinaire, un faux mouvement, la paffion la moins vive, lui caufent des fuffocations, des tremblemens, des efpèces de friffons ; fon pouls eft habituellement *vif, incertain, palpitant, ferré, convulfif.*

Il eft fort approchant de ce caractère dans beaucoup d'hypocondriaques, fujets à des douleurs vagues, des vents, des tournemens de tête, qui finiffent par des engorgemens des vifcères, que l'art ni la nature ne peuvent réfoudre, & dont la *convulfion* & le *refferrement* du pouls accompagnent l'opiniâtreté.

OBSERVATION CXLIX.

Plufieurs filles qui ont les pâles-couleurs, ont le pouls *irrégulier, ferré, étranglé, très-variable & convulsif*, au moindre mouvement qu'elles font. (Voy. l'Obferv. 137.)

Quatre de cette efpèce, dans lefquelles le pouls prend de la *confiftance*, de la *teneur*, de la *force*, à la fuite des remèdes ordinaires ; le pouls fe *développe*, il eft légèrement *rebondiffant, inégal, brufque* ; il annonce les règles qui paroiffent en effet, & qui diffipent prefque toutes les infirmités habituelles ; le pouls fe trouve, après ces excrétions, *égal, fouple, libre*, affez *plein*.

Trois femmes âgées de quarante-cinq à cinquante ans, font au point de perdre leurs règles ; le pouls eft *irrégulier, convulfif, dur*, peu *dilaté* pendant plufieurs mois de fuite ; il fe *calme* enfin, il devient *doux, mollet, affez plein* lorfque les règles ne fe montrent plus : le pouls fe reffent de la tranquillité de la matrice, dont l'excrétion eft autrement *active* qu'on ne fauroit le déduire de la fimple pléthore générale ou particulière fi célébrée dans les Ecoles (1).

(1) Voy. les Recherches fur les Glandes.

Une

Une femme âgée de quarante-six ans, fent depuis long-temps des friffons & des douleurs à la tête ; elle eft toujours agitée ; le pouls fe reffent de cette *agitation*, il eft dans une *incertitude* continuelle , fes mouvemens font *irréguliers* , *l'artère eft fort tendue :* il furvient un dépôt à une oreille , après l'ufage d'une grande quantité de remèdes appropriés ; ce dépôt eft fuivi des fignes de fuppuration ; & lorfque cette fuppuration eft faite, la douleur & la pefanteur de la tête, les agitations ont difparu ; le pouls eft devenu *tranquille, égal, mollet, plein.*

OBSERVATION CL.

Le feu prend à une maifon, dans laquelle fe trouvent deux femmes qui ont leurs règles : elles font extrêmement effrayées. Il furvient à l'une une perte très-abondante ; & les règles fe fuppriment dans l'autre avec des convulfions affreufes : le pouls eft très-*vif* & très-*ferré* dans l'une & dans l'autre, mais plus dans celle dont les

Tome I.   N

règles font fupprimées : le pouls indique un peu l'évacuation des règles
dans celle qui a la perte ; on fent quelque *rebondiffement* léger à travers le
refferrement de l'artère : le temps &
quelques légers fecours calment enfin
ces accidens ; le pouls reprend fa *tranquillité* ordinaire dans l'une & dans
l'autre de ces deux femmes.

OBSERVATION CLI.

Abattement & affaiffement extraordinaire, avec un dégoût total de la
vie, dans un homme qui a eu du chagrin ; il tombe dans une langueur &
un dépériffement fenfibles, il mai-
grit & s'affoiblit journellement, il
perd l'appétit, le pouls devient *petit,
ferré, dur,* prefque *infenfible ;* rien ne
peut le *développer.* Ce malade meurt
fans jamais avoir eu dans le pouls
de figne d'aucune forte d'évacuation
critique ; il eft tombé infenfiblement
dans un marafme parfait.

OBSERVATION CLII.

Friſſon, tremblement & vomiſſement, dans un homme qui, depuis quelques années, ne buvoit preſque que de l'eau-de-vie, & qui avoit beaucoup de chagrin : à ce friſſon ſuccède une chaleur âcre, avec une ſéchereſſe générale de la peau : la langue eſt extrêmement sèche, & rien ne peut l'humecter ; le pouls paroît à peine fiévreux, il eſt *caché, petit, ſerré :* les ſaignées réitérées, les émétiques, les lavages, les adouciſſans & les calmans de toute eſpèce, les véſicatoires même ne procurent aucun *développement* dans le pouls, à peine devient-il un peu plus *fort :* mais il reſte toujours *dur & tendu ;* on y ſent quelques *rebondiſſemens* vers le neuf de la maladie : il y a un peu de ſaignement de nez au onzième : la tête ſe prend alors après une ſaignée du pied ; les convulſions ſurviennent, les bras & les jambes ſont dans une roideur extraordinaire, le ventre ſe bouffit & eſt inſenſible ; le malade meurt le quatorzième jour, malgré huit faignées, l'émétique, plufieurs apozèmes, du kermès, quatre ou cinq purgations, les véficatoires, des tifanes, du petit-lait, des potions huileufes. Le pouls a toujours été en *déclinant* & perdant de fa *confif-tance* depuis le commencement de la maladie, fur-tout depuis la der-nière faignée faite au moment où il fembloit vouloir devenir *critique* (1).

CHAPITRE XXIX.

De la complication *du Pouls dans les fuppurations à la fuite des ma-ladies aiguës.*

Il ne faut pas penfer que les dé-pôts, ou les fuppurations à la fuite des maladies aiguës, ne foient jamais que l'effet des maladies négligées; & que la faignée, les purgatifs, les al-

(1) Voyez le Chap. XXXIV, au fujet de l'action des remèdes fur le pouls.

térans & les évacuans puiſſent toujours prévenir avec ſuccès ces ſortes
de dépôts.

Les obſervations bien faites, bien
examinées dans toutes leurs circonſtances, démontrent trois vérités fort
oppoſées à ces ſortes d'aſſertions vagues, & fondées ſur une théorie qui
en impoſe tous les jours à ceux qui
n'ont point d'expérience.

La première, qu'il eſt quelquefois
impoſſible, quoi qu'on faſſe, d'éviter
une ſuppuration.

La deuxième, qu'il eſt quelquefois
fort dangereux que l'art entreprenne
d'empêcher une ſuppuration que la
nature prépare.

La troiſième, qu'il eſt au contraire
très-utile, dans de certaines maladies
internes, que l'art ſe réduiſe à aider la
nature pour déterminer une ſuppuration, ou un dépôt de matière purulente.

Le raiſonnement eſt ici d'accord
avec l'expérience; en effet, ſoit qu'une
partie du corps ſe trouve tellement
affectée par elle-même, que la ſuppuration doive s'y faire néceſſaire-

ment , soit qu'une crise irrégulière se tourne de ce côté-là , il est évident que la disposition de cette partie ne sauroit toujours céder à l'effet des remèdes qui semblent d'abord les plus appropriés.

Cette disposition est ordinairement une impression fort antérieure à la maladie ; elle produit dans cette partie de la foiblesse , ou de l'irritation ; elle lui donne une modification propre à ce que l'effort critique de la maladie y soit presque nécessairement déterminé.

Qu'oppose-t-on à ces vérités qu'il suffit de proposer , sans chercher à les appuyer par un détail de preuves inutiles ? Une excessive confiance dans des règles trop généralisées : *les saignées* , dit on , *doivent nécessairement dégager les vaisseaux embarrassés ; les évacuans doivent emporter la matière des dépôts ; les altérans doivent atténuer , délayer , adoucir les liqueurs , détruire peu à peu les embarras qui se trouvent dans les couloirs , & dans les vaisseaux capillaires.*

Mais ces remèdes font-ils toujours

ce qu'ils *doivent* faire ? Leur action, celle même des plus efficaces, ne suppose-t-elle pas, pour le succès, un concours favorable de la part des organes ?

Avec de pareils axiomes, on ne trouveroit plus de maladies incurables par leur nature ; on pourroit toujours se proposer avec confiance de *débarrasser*, de *fondre*, d'*évacuer :* voilà les suites nécessaires d'une théorie trop répandue & trop accréditée.

Cette théorie avoit conduit quelques médecins du dernier siècle à imaginer qu'il étoit possible de prévenir, ou de faire avorter la petite-vérole au moyen des *lavages*, des *évacuans* & des *altérans ;* ces remèdes *pouvoient*, ils *devoient* même détruire la matière de la petite-vérole, ou la diriger vers les couloirs généraux : la petite-vérole n'est qu'une *inflammation générale*, une maladie *éminemment inflammatoire*, & qui tené à la suppuration : il n'y a qu'à empêcher cette suppuration.

Les médecins dont il est question, raisonnoient très-conséquemment à

leurs principes ; & fuppofé qu'il eût
été poffible d'*accoutumer* la petite-vérole à leur méthode, ils l'y auroient
accoutumée ; (s'il eft permis d'employer des expreffions figurées, par
lefquelles on n'avoit que trop réuffi
à donner une forte de vogue à des
idées puériles, & à des entreprifes
téméraires).

Mais il eft affez généralement reçu
aujourd'hui, qu'il y auroit beaucoup
plus de danger d'épuifer par une fuite
de remèdes, les forces des perfonnes qui n'ont point eu la petite-vérole, que de vraifemblance de parvenir à empêcher qu'ils ne l'euffent ;
il feroit encore plus dangereux de faire avorter la petite-vérole lorfqu'elle
eft en train de fe montrer : on peut
aifément établir une comparaifon entre la petite-vérole & la plupart des
maladies fujettes à la fuppuration.

Telle eft, pour le dire en paffant,
la foupleffe de la théorie, ou pour
mieux dire, le peu de confiftance de
ce qu'elle enfeigne, que bien des
gens regardent aujourd'hui la plupart
des moyens qu'on avoit crus propres

à prévenir la petite-vérole, comme très-utiles & même comme néceſſaires, pour rendre la petite-vérole plus facile, plus heureuſe, & plus critique.

Quelques-uns des partiſans de l'*inoculation* ne ceſſent de publier qu'*il faut préparer* les ſujets avant de les *inoculer* ; ils prétendent qu'un des grands avantages de l'*inoculation*, eſt de pouvoir *préparer les malades* ; c'eſt-à-dire, les *rafraîchir, purger les mauvaiſes humeurs, favoriſer la tranſpiration, ouvrir tous les couloirs, délayer le ſang, l'adoucir, & le rendre plus fluide.*

Il eſt permis d'avancer, ſans prendre parti dans aucune diſpute, que la valeur réelle des *préparations* ne paroît pas aſſez exactement déterminée ; on ne peut pas dire bien préciſément ce qu'il faut faire en *préparant & pour préparer* ; il y a, par conſéquent, des ſoupçons bien légitimes à former ſur les avantages des *préparations* ; bien des gens font pourtant *ſonner très-haut* ces avantages prétendus ; ils en tirent des argumens

N v

moins solides que séduisans, en faveur de l'inoculation.

Revenons à ce qui concerne plus particulièrement la suppuration à la suite des maladies aiguës ; elle est critique ou symptomatique, ou l'un & l'autre en même temps : elle est quelquefois nécessaire, & même inévitable, vu la disposition particulière du malade ; ou bien il est possible de l'éviter en détournant, par des moyens appropriés, la disposition qui peut la produire.

L'état de la partie dans laquelle une suppuration paroît se préparer mérite une attention particulière ; si c'est un organe qui ait des vaisseaux excrétoires, on peut se flatter jusqu'à un certain point qu'ils donneront passage aux matières de la suppuration : si cette partie n'est point un organe excrétoire, ou que la suppuration se fasse bien avant dans le tissu de l'organe, elle est sans contredit plus dangereuse ; si la partie affectée est extérieure c'est un grand bien ; c'est un grand mal si elle est interne.

Les suppurations au cerveau, celles

du corps du foie, celles des parties externes des inteſtins, ſont, comme perſonne ne l'ignore, beaucoup plus à craindre que les ſuppuratons des glandes de la gorge, celles du poumon, de la matrice, des reins, des parois internes des inteſtins : les dépôts qui ſe forment dans les extré-mités, ſont preſque toujours les plus favorables.

Ainſi, fût on auſſi aſſuré qu'on l'eſt peu de l'efficacité des moyens pro-pres à prévenir une ſuppuration, les dépôts qui paroiſſent devoir ſe placer heureuſement, ne devroient pas être traités comme ceux qui menacent des parties eſſentielles à la vie. La loi qui tendroit à les prévenir tous, & à détruire ceux qui auroient déja com-mencé à ſe former, ſeroit une loi trop générale.

On ſait de quelle reſſource ſont les dépôts qui s'évacuent par l'expecto-ration, par la voie des urines, ou par celles des inteſtins, &c. Ce ſeroit aller directement contre l'expérience, que de ne pas compter au beſoin ſur l'action de ces vaiſſeaux excrétoires ;

ainſi, loin de vouloir toujours détourner un dépôt critique qui paroît
vouloir ſe faire dans ces parties, il
faut au contraire le favoriſer quelquefois.

Quant aux dépôts dans les viſcères
dénués de vaiſſeaux excrétoires, le
cerveau, par exemple, il eſt certain
qu'il faut employer tous les moyens
propres à les éviter, ſans pourtant ſe
mettre au riſque de détruire les forces
du malade.

Or, il eſt rare que la diſpoſition
d'un dépôt au cerveau ſe manifeſte
aſſez évidemment, pour que les indications d'une méthode propre à le
détourner, doivent prévaloir ſur la
néceſſité de ſoutenir les forces. Il
n'eſt pas aiſé de conſtater qu'on *a
prévenu un dépôt qui ſe ſeroit fait au
cerveau, ou bien que ce dépôt déja
formé a été emporté par les ſecours de
l'art :* ceux qui ne ceſſent de répéter
ces propoſitions, ſeroient ſouvent bien
embarraſſés, s'il falloit en prouver
la vérité.

Il y a beaucoup de cas dans leſquels les malades ſont fort heureux

qu'il se fasse des dépôts dans les parties extérieures ; il est beaucoup plus sûr, alors, d'aider une suppuration, que de tenter une résolution, ou un *repompement* de matières, toujours dangereux & incertain.

On fait ordinairement un raisonnement fort spécieux au sujet des dépôts critiques : on dit *qu'il y en a moins aujourd'hui que du temps d'Hippocrate, & qu'ils n'arrivent que dans les malades qui ne veulent pas faire des remèdes.* Mais est-il bien assuré qu'il y ait en effet moins de dépôts purulens aujourd'hui, que du temps d'Hippocrate, dans les maladies de l'espèce dont Hippocrate a donné l'histoire ? Si un médecin rassembloit exactement toutes les observations qui se font dans une contrée pendant plusieurs saisons ; si on faisoit, par exemple, l'histoire de tous les dépôts qui arrivent journellement dans les hôpitaux de Paris, on verroit qu'il y en a beaucoup plus qu'on ne paroît le croire.

Il n'y a point de médecin qui ne fît un aveu manifeste *d'inexpérience,* s'il convenoit qu'il n'a pas vu des dépôts dans presque toutes les parties du corps , & qui sont survenus , à peu de chose près , comme ceux dont Hippocrate parle.

Quand même il seroit vrai qu'il y eût quelquefois des dépôts qu'il fût possible de prévenir heureusement, il ne sera pas moins certain que ces cas-là sont extrêmement rares ; une loi de pratique , fondée sur des cas si peu communs , ne pourroit qu'avoir de grands & de fréquens inconveniens.

On voit tous les jours des malades jetés dans le plus grand danger, ou dans les plus difficiles convalescences , par les seules précautions prises contre les dépôts ; au contraire, un dépôt critique bien ménagé , épargne beaucoup de remèdes , & procure un prompt & sûr rétablissement.

Quoi qu'il en soit , tout concourt à prouver que les maladies internes, sujettes à des suppurations , doivent être mises dans la classe de celles qui sont *composées* d'une aiguë & d'une chronique ; c'eſt-à-dire, que le lieu dans lequel le dépôt ſe forme, eſt un lieu affecté depuis long-temps. *Les maladies longues ont coutume d'être jugées par des abcès* (1) : on verra dans la ſuite qu'il y a des maladies ſi cruelles, qu'il n'y a pas même à attendre la reſſource des dépôts purulens (2).

L'hiſtoire des ſignes critiques, tirés des divers mouvemens du pouls, ne ſervira pas peu à fixer les indications qu'il faut prendre dans ces maladies, lorſqu'elles ſe tournent à des dépôts purulens.

Si le pouls qui a été pendant les commencemens *convulſif & non critique, ſe développe un peu, avec une roideur conſidérable de l'artère, & reſte pendant quelques jours dans cet état,* on doit craindre une ſuppuration.

Lorſque la ſuppuration eſt déja commencée, le pouls ſe trouve comme indécis entre le critique & le non critique. Il eſt critique, en ce qu'étant

____

(1) Galien, comment. des Epid.
(2) Voyez le Chap. XXX.

développé, il indique que le fonds
d'irritation eſt diminué ; il eſt *non
critique*, en ce qu'il n'indique aucune des voies par leſquelles ſe font
les criſes ordinaires.

*Si le pouls vient inſenſiblement à
indiquer un mouvement critique du
côté de quelque couloir, ou qu'il de-
vienne, par exemple, pectoral ou inteſtinal, on doit préſumer que le pus
s'évacuera par les organes dont le
pouls annonce l'action :* il faut obſerver cet évènement avec beaucoup
d'attention, pour pouvoir le favoriſer à propos.

Il y a des pouls de *ſuppuration
compliqués avec le pouls d'irritation*,
& alors la maladie rentre dans la
claſſe de celles qui ont été décrites
au Chapitre XXVI. Ce ſont des
ſuppurations en partie *critiques* &
en partie *ſymptomatiques :* il faut arrêter, s'il ſe peut, les *ſymptomatiques*, & ménager les *critiques*.

Paſſons à l'examen des trois propoſitions énoncées au commencement
du Chapitre préſent,

10. *Il est quelquefois impossible, quoi qu'on fasse, d'éviter une suppuration.*

OBSERVATION CLIII.

Bouffissure générale, point de côté, mais ancien, auquel s'est jointe une fièvre continue, dans un jeune homme adonné à toutes sortes d'excès : les symptômes ne diminuent point par l'usage des remèdes ordinaires commencés au quatrième jour ; le pouls devient constamment plus *tendu*, plus *dur*, même plus *fort*, malgré vingt-huit saignées du bras, faites en vingt jours à peu près ; le malade a craché du pus après ce nombre de saignées : il prenoit des apozèmes & souvent de légers purgatifs qui ne produisoient presque point d'évacuation ; il crachoit si abondamment, le pouls étant devenu un peu *pectoral*, qu'il sembloit que toute la matière de la bouffissure passât par la poitrine ; il fut très-foible vers le trentième ; le pouls devint plus *convulsif*, l'enflure reparut aux jambes & aux poignets ; il mourut vers le quarantième jour, crachant fur la fin beaucoup de pus fétide & fanguinolent.

OBSERVATION CLIV.

Autre maladie à peu près de la même efpèce, dans un jeune homme fujet à des rhumes confidérables, & qui depuis cinq jours étoit bouffi par tout le corps, avec fièvre, point de côté, toux ; trente deux faignées, beaucoup d'apozèmes & de kermès, pendant l'efpace de trente-un jours, n'ont pas empêché un dépôt purulent au poumon ; le malade crachoit encore du pu , & étoit dans le marafme vers le quarante unième jour ; le pouls a toujours été *dur*, *peu développé, convulfif, brufque, non critique*, ce qui paroît devoir être attribué à une mauvaife difpofition de la poitrine, en partie naturelle, & en partie contractée par les rhumes dont elle étoit fréquemment affectée.

OBSERVATION CLV.

Une fille âgée de vingt trois ans, d'une forte conſtitution, devint après avoir eu beaucoup de chagrin, pâle, mal réglée, ſujette à des douleurs erratiques, principalement aux jambes & aux cuiſſes ; elle fut attaquée de la fièvre avec un point de côté peu douloureux vers l'hypocondre droit ; la fièvre étoit aſſez vive : la malade fut ſecourue dès le commencement, ſaignée juſqu'à neuf fois, purgée trois ou quatre, & elle prit du kermès & des apozèmes de toute eſpèce, qui entretenoient une liberté continuelle du ventre ; les matières n'étoient point bilieuſes, les urines étoient crues, le pouls *non critique, ſerré* & *dur* ; la maladie parut pourtant céder au quatorzième. Comme il reſtoit un peu de fièvre, & qu'elle augmenta vers le vingt-unième avec un retour du point de côté, on fit une dixième ſaignée : la malade fut repurgée, elle ſe crut en convaleſcence vers le vingt-huitième, elle ſe leva le vingt-neuviè-

me & le trentième : le trente-unième,
faisant un tour dans sa chambre, elle
sentit tout d'un coup une douleur vive
à la cuisse & à la jambe droites ;
il se fit en moins d'un quart-d'heure
un engorgement considérable, depuis
l'aine jusqu'au pied ; on appliqua un
cataplasme maturatif, & peu de temps
après on donna issue à la matière par
l'application de la pierre à cautère :
il sortit une grande quantité de pus ,
& la malade fut guérie au trente-cinquième jour depuis la formation de
ce dépôt.

Il faut remarquer que cette crise
survint dans le temps qu'on attendoit
les règles (1) ; elles ne parurent pas,
non plus que le mois suivant ; avec
ceci de singulier , qu'au bout de ce
dernier mois, à peu près , la jambe
gauche se gonfla presque aussi prompte-
tement que l'avoit fait la droite le
mois précédent ; mais cette jambe
gauche ne suppura point.

(1) Voyez Chap. XXXII.

OBSERVATION CLVI.

Une fille très-bien conftituée, jeune, & qui avoit une fuppreffion de règles depuis trois ou quatre mois, éprouvoit depuis ce temps-là une douleur conftante, mais peu confidérable du côté droit, dans l'intérieur des mufcles feffiers : on employa inutilement des remèdes intérieurs & extérieurs les plus appropriés : enfin la malade fut baignée dans un bain d'eau minérale chaude. Dès le quatrième bain, la douleur augmenta fi fort, & avec une *tenfion* du pouls fi confidérable, qu'on fit en peu de temps onze faignées du bras ; la tête fe prit, on fit encore cinq faignées du pied avec peu de fuccès; on ne ceffa de faire couler le ventre & d'employer toute forte de remèdes ordinaires ; malgré cela, la feffe fut en fuppuration vers le vingt-unième jour ; on fit plufieurs incifions, & la malade mourut vers le trentième, le pouls ne s'étant jamais *développé* que légèrement.

OBSERVATION CLVII.

Pleuréfie dans un homme d'un tempérament fort & fec , âgé de quarante
ans, qui s'étoit livré à un travail ex-
ceffif , & qui avoit eu des peines
d'efprit depuis quelque temps ; il fut
fecouru dès le deuxième jour ; la fièvre ni la douleur de côté ne cédèrent
point à onze faignées faites en neuf
jours; il y eut du pus dans les crachats dès le onzième ; la fièvre augmenta vers le quatorzième , ainfi que
le point de côté ; ont fit encore trois
faignées du bras , on continua d'employer tous les délayans , béchiques
& laxatifs ordinaires. Il parut vers le
vingt-unième une tumeur dans l'endroit ou étoit placée la douleur de
côté ; ce dépôt s'ouvrit au moyen d'un
emplâtre approprié ; il fe trouva une
côte cariée ; le malade demeura en
fièvre lente ; on parvint néanmoins
à cicatrifer heureufement cette plaie,
par un long ufage interne & externe
de remèdes balfamiques & d'eau de
Barèges : le pouls ne fut *développé*
que par intervalles.

OBSERVATION CLVIII.

Un homme âgé de près de cinquante ans, sec, bilieux, sujet à des rhumatismes considérables, avoit une fièvre continue qui paroissoit presque également affecter la tête, la poitrine & le ventre ; le pouls, quoique *développé* de temps en temps, fut presque toujours *non critique;* on fit quinze saignées du bras ou du pied, on usa beaucoup d'apozèmes laxatifs, dont la plupart étoient aiguisés par de l'émétique ; tout cela n'empêcha point que vers le vingtième, il ne se fît à la cuisse droite, qui étoit le siège ordinaire des rhumatismes, un dépôt considérable de matière purulente ; ce dépôt fut ouvert, & ne fut cicatrisé que deux mois après l'ouverture : le malade étoit dans un état d'extrême foiblesse, & il n'étoit point encore exempt de fièvre au quatre-vingt-dixième jour de la maladie.

OBSERVATION CLIX.

Dépôt au cerveau dans un malade qui avoit une espèce d'enchifrenement habituel, & qui fut attaqué d'une fièvre continue considérable. Treize saignées du pied, deux de la gorge, n'ont pu prévenir ce dépôt qu'on a trouvé à l'ouverture du cadavre.

Dépôt aux entrailles, & répandu dans la cavité du bas-ventre, dans un jeune homme : un an avant sa maladie, il avoit fait un effort considérable qui avoit principalement porté sur le bas-ventre ; cette maladie fut une fièvre continue, avec des douleurs aux entrailles ; on fit assez promptement treize saignées, on employa des délayans & laxatifs ordinaires, mais sans succès ; il se fit un dépôt dans les entrailles, placé dans le mésentère & les intestins, & le malade mourut au dix-neuvième jour.

On ne finiroit point, si on vouloit rapporter toutes les observations que la pratique journalière fournit au sujet

jet des fuppurations dans les maladies graves : ces dépôts font fur-tout très-fréquens dans des corps mal conftitués ou anciennement affectés ; & ils ne peuvent être évités par les traitemens les plus conformes aux règles de la théorie ordinaire.

Il eft donc inconteftable que les remèdes n'empêchent pas toujours les abcès dans les maladies aiguës : on eft en droit de répliquer à ceux qui prétendent qu'on peut éviter tous les dépôts par l'ufage des faignées & des autres fecours de l'art, qu'ils confondent des maladies fimples ou légères, avec des maladies graves & compliquées, & qu'ils croient avoir prévenu des dépôts, lorfque la maladie n'étoit pas fufceptible de cette tournure.

2°. *Il eft quelquefois fort dangereux que l'art entreprenne de détruire une fuppuration que la nature prépare.*

Observation CLX.

Point de côté, fièvre continue, dans un foldat qui avoit eu l'année

Tome I. O

précédente la fièvre quarte, qu'on ayoit traitée par un long usage du quinquina : on ne fit point de saignées jusqu'au cinquième jour ; il se présente au sixième une tumeur circonscrite vers les dernières vraies côtes du côté gauche ; cette tumeur est dure, douloureuse ; on craint une suppuration : le pouls est légèrement *pectoral*, mais dans un état marqué d'*irritation :* le malade est saigné trois fois ce jour-là ; la fièvre n'est pas diminuée au septième ; on fait encore trois saignées qui n'empêchent pas le progrès de la tumeur : le pouls devient de plus en plus *irrité*, *convulsif ;* on fait encore trois saignées, & vers le onzième jour, il paroît une tumeur à la partie interne de la cuisse du même côté, l'autre tumeur subsistant sans aucune diminution : le pouls est devenu *irrégulier*, & il est resté *serré* & *convulsif.* Dans la vue de résoudre cette nouvelle tumeur, on fait encore deux saignées ; le malade s'affoiblit, les deux tumeurs ne font point de progrès : le malade crache du pus au vingt-unième, le pouls s'étant un peu *relevé* & *développé* : depuis ce temps-là juſqu'au trentième jour, le côté & la cuiſſe s'ouvrent naturellement ; il en ſort beaucoup de pus, il s'en trouve dans les urines ; le dévoiement ſurvient, la poitrine s'engorge, le viſage & les pieds ſe bouffiſſent, le pouls n'a plus de *conſiſtance*, il eſt *irrégulier, foible* & *ſerré* : le malade meurt vers le quarante-unième jour, avec trois ulcères, un à la cuiſſe, un au côté, & un autre dans le poumon.

OBSERVATION CLXI.

Deux parotides ſurvenues vers le dix-huitième jour, dans des fièvres malignes, pour leſquelles on ne ceſſoit de faire des remèdes : une de ces tumeurs étoit ſur une femme âgée de quarante ans, & qui n'avoit pas encore perdu ſes règles ; l'autre ſur un homme maigre, ſec, & qui paroiſſoit avoir la poitrine un peu priſe par cette dernière maladie.

Le pouls, qui avoit été *irrégulier, convulſif*, un peu *développé* pendant tout le cours des maladies, *se déve-loppa*, devint *supérieur* & plus *fiévreux* qu'il ne l'étoit, à l'apparition des parotides ; on tira de cette augmentation de fièvre l'indication pour la saignée du pied ; elle fut faite à tous les deux malades, & on soutint l'effet de cette saignée par des apozèmes purgatifs, & des cataplasmes émolliens & résolutifs jusque vers le vingt-sixième.

La parotide se racornit & diminua sans disparoître dans la femme : le pouls redevint *convulsif*, la tête se prit ; on fit une autre saignée du pied, la tête se dégagea & la parotide grossit de nouveau, non sans quelque révolution du pouls qui sembloit vouloir se *développer*, quoiqu'il demeurât *concentré* & *inégal :* le ventre couloit toujours beaucoup ; la tumeur suppura ; il fallut l'ouvrir ; mais elle fut plus de deux mois à se cicatriser ; & la femme resta foible, maigre, abattue : elle avoit la fièvre lente vers le centième jour, & n'avoit pas encore eu ses règles depuis sa maladie.

La parotide disparut dans l'hom-

me, le pouls se *resserra* & se *durcit*,
la poitrine s'engorgea ; la tête se prit,
le ventre devint tendu & très-dou-
loureux , & le malade mourut au
trente-unième, le pouls étant toujours
fort *petit* & très-*abattu*, & n'ayant
jamais pris le *ressort* qu'il avoit avant
la dernière saignée.

OBSERVATION CLXII.

Dépôt qui se présente à la région
lombaire droite dès le septième jour
d'une fièvre de pourriture, dans un
malade bilieux qui avoit souvent eu
des fièvres d'accès : le pouls a été
constamment *convulsif* & peu *développé* : on a déja fait six saignées ; on en
fait une autre, & on les réitère jusqu'à onze, pour éviter la suppuration
de cette tumeur extérieure ; on n'y
sent pas, en effet, de fluctuation vers
le quatorzième ; & vers le vingtième
toute la cuisse de ce côté s'engorge ,
quoique les évacuations eussent été
très abondantes : le pouls, au lieu de
se *developper* complétement pendant
ce temps-là , n'a cessé de se *resserrer*,

de *s'affoiblir*, & de devenir *compliqué*. La cuiffe s'abcède en plufieurs
endroits vers le trentième , il faut
faire plufieurs contre-ouvertures ; la
tumeur des lombes fuppure auffi à la
longue , & le malade meurt à la fuite
d'une abondante fuppuration.

OBSERVATION CLXIII.

Fièvre putride dans une fuite de
couches : les vidanges font fufpen-
dues ; le pouls perd fa difpofition
critique, après un friffon que la malade eut au cinquième jour ; le pied
& la jambe droite s'engorgent dès
le neuvième ; on a recours à tous les
remèdes ordinaires pour réfoudre ce
dépôt ; on infifte beaucoup fur la
faignée, à caufe de l'augmentation de
la fièvre qui n'étoit autre chofe que
le *développement* du pouls, joint, il eft
vrai, à un état d'*irritation* ; le dépôt
a prefque difparu vers le vingtième ;
& au trentième la malade crache du
fang & du pus ; le pouls eft dans un
affaiffement ou dans une *foibleffe* confidérable, qu'on caractérifoit de dimi-

nution de la fièvre : il survient une douleur à la matrice, & il en sort long-temps après des matières purulentes ; la malade reste plusieurs mois avec la fièvre lente ; & n'a jamais pu reprendre ses forces.

Il seroit facile de citer plusieurs observations pareilles, dans lesquelles une suppuration établie dans une des extrémités auroit vraisemblablement dégagé & mis à l'abri toutes les parties internes : on a vu des femmes dans lesquelles il est arrivé un changement étonnant dans le tempérament à la suite de ces dépôts de lait *avortés :* de vives coliques, des pertes, la fièvre lente, un état de spasme habituel, des mouvemens itréguliers dans les nerfs ; voilà les suites fréquentes de ces résolutions forcées ; un dépôt souvent peu considérable, auroit évité tous ces désastres.

Il n'est donc pas prudent de n'avoir jamais que la résolution en vue dans les dépôts des maladies aiguës ; il est au contraire important que *dans de certaines maladies internes , l'art se réduise à aider la nature pour détermi-*

ner un dépôt de matière purulente :
c'eft la troifième propofition qui devoit être examinée, & qui eft la
fuite néceffaire des deux premières.

Au refte, la formation d'un dépôt
critique de matière purulente, a beaucoup de rapport avec ce que les anciens nommoient la *coction* de la maladie. Il paroît, en raffemblant tout
ce qu'ils ont dit des caractères de
cette *coction*, qu'elle n'étoit fouvent
qu'une efpèce de fuppuration ; il n'y
a pas loin de l'expectoration critique
des matières cuites ou puriformes, à
une véritable fuppuration ; & on peut
porter, à peu près, le même jugement des autres excrétions critiques
qui terminent la plupart des maladies
aiguës un peu longues (1).

On va ajouter quelque chofe à ce
qui a été déja dit ci-deffus, au fujet
du pouls de la fuppuration.

Lorfque la fuppuration eft formée,
le pouls change, la fièvre tombe ;
» quand il fe forme du pus en quel-

____

(1) Voyez le Traité des Fièvres, de M.
Quefnay.

» que endroit, la douleur & la fièvre
» font plus confidérables que lorf-
» qu'il eft fait (1). La formation d'un
» abcès diffipe les accidens (2).

Il y a donc deux temps principaux
à confidérer dans la fuppuration, celui où elle fe forme, & celui où elle
eft faite : il y a de même deux états
particuliers du pouls, fort différens
l'un de l'autre dans ces deux temps.

On trouve encore un troifième état
du pouls des fuppurations vraies, ou
des dépôts de matière purulente,
qu'il faut diftinguer avec foin ; c'eft
celui qui indique l'effort par lequel
le pus eft dirigé vers quelque organe
excrétoire.

Le pouls d'*irritation* eft toujours
joint aux commencemens d'une fuppuration, & il accompagne dans tous
leurs temps les fuppurations fymptomatiques ; ce pouls eft donc de très-
mauvais augure, s'il dure plus de
temps qu'il n'en faut pour la révolution

(1) Hipp. aphor. 47, fect. 2.

(2) Galien, Comment. du liv. de la manière de vivre.

O v

qui excite & difpofe le mouvement de
la fuppuration favorable ou critique.

Le pouls *développé*, qui, lorfqu'il
fe trouve *bien décidé*, eft effentiel à
toute bonne crife, eft le principal figne d'une fuppuration, lorfqu'il fe fou-
tient pendant un temps confidérable, & à plufieurs reprifes, fans être
joint à aucune des efpèces de pouls qui
défignent des excrétions, pourvu
qu'il foit affez *fort*, & avec une *tenfion* notable de l'artère.

Lors donc que dans les maladies
graves & compliquées, fur-tout dans
des fujets anciennement mal difpofés,
on trouvera, la maladie étant affez
avancée, un renouvellement d'*irritation* dans le pouls, fuivi d'un *développement difficile* ou *géné*, & que cet
état de *développement* fe foutiendra
un certain temps (1), fans être joint
à aucune efpèce de pouls *excréteur*, on
doit prefque toujours s'attendre à une
fuppuration ; elle fera d'autant moins
critique, que le *développement* du pouls
fera moins complet, & plus fouvent
dominé par le pouls d'*irritation*.

(1) Voyez Chapitre XXXIII.

S'il arrive que les matières des excrétions critiques foient jetées fur quelque partie dénuée de conduits excrétoires, il fe forme un abcès ; le pouls qui précède la formation de cet abcès, eft à peu près comme celui qui précède toute coction, c'eft le pouls d'*irritation* ; le pouls qui eft joint à la formation prefque faite de l'abcès, eft fort approchant du pouls *développé*, il eft même fouvent *non fiévreux*.

Le pouls qui indique qu'un abcès va fe vider par quelque excrétoire, eft celui qui appartient au genre d'excrétion qui fe prépare ; ainfi l'expectoration du pus à la fin d'une maladie aiguë, eft précédée du pouls *pectoral* plus ou moins *compliqué* ; il en eft de même des autres couloirs.

Mais il arrive fouvent que le pus fe forme & fe vide ou fe jette dans quelque cavité, ou bien qu'il s'accumule pour faire un abcès en même temps ; c'eft-à-dire, que la formation & l'évacuation du pus fe combinent ou fe mêlent l'une à l'autre ; le pouls de la fuppuration eft alors *compliqué*

avec celui d'*irritation* & des différentes espèces de pouls *excréteurs.*

CHAPITRE XXX.

De la complication *du Pouls dans la* fièvre *maligne.*

IL n'en est pas de la fièvre maligne comme des autres espèces de
fièvre : il n'y a point ici de marche
constante : tout indique un *désaccord*
& une incertitude générale. Cette fièvre se cache quelquefois sous l'apparence d'une simple incommodité : tantôt elle imite ou elle joue, si on peut
ainsi parler, la santé la moins sus-
pecte ; tantôt il semble se présenter
des crises heureuses, qui sont d'autant plus funestes qu'elles paroissent
plus favorables : en un mot, la fièvre
maligne est un assemblage informe
de presque tous les maux, & de toutes les incommodités possibles ; elle
contient le germe de toutes sortes de
symptômes les plus fâcheux ; c'est un

dérangement compofé de celui de la plus grande partie des organes ; c'eft une fièvre très-aiguë , qui eft la fuite de plufieurs maladies chroniques.

Ce grand nombre de fymptômes , fouvent oppofés , ne fauroit dépendre d'une feule & même caufe ; auffi tous les fyftêmes fur les caufes des maladies , peuvent-ils trouver leur application dans la fièvre maligne ; cette maladie fournit des argumens à toutes les fectes , & aucune ne peut en fixer exactement la nature : il faut donc, pour s'en former une idée complète , faire un mélange ou une combinaifon de toutes les manières particulières de confidérer les maladies ordinaires.

Les convulfions , la fécherelle , les fpafmes , les douleurs vagues , les vices des fécrétions , & d'une marche fixe , font des indices certains de la manière dont le genre nerveux eft attaqué dans la fièvre maligne ; cette maladie eft des plus *nerveufes* , confidérée de ce côté-là ; mais il y a autre chofe que du fpafme & du déconcertement dans les ofcillations des nerfs.

Ceux qui, dans l'examen des caufes des maladies graves, ne s'attachent qu'à confidérer l'état du cerveau, trouvent ici de quoi appuyer leur opinion : l'affoupiffement, le délire, le faignement de nez, l'engorgement des vaiffeaux & le fang extravafé trouvés à l'ouverture des cadavres, leur fourniffent des argumens qui ne font pas peu fpécieux; mais un homme qui vient de recevoir un coup à la tête, & dans lequel le cerveau eft bleffé ou comprimé, non plus qu'un épileptique ou un maniaque, n'ont pas une fièvre maligne; il y a dans cette fièvre autre chofe qu'une affection du cerveau.

La tenfion du ventre & de la région épigaftrique, l'inertie, ou les mouvemens irréguliers & l'extrême fenfibilité des entrailles, les vomiffemens, les dévoiemens, fymptômes prefque inféparables de la fièvre maligne, prouvent fans doute l'affection des premières voies : il y a pourtant autre chofe que cette affection; un malade qui a une inflammation du ventre, une colique bilieuſe ou convulſive, un choléra-morbus, n'a pas pour cela la fièvre maligne.

Il faut en dire autant des affections de la poitrine ; les maux de gorge, les convulſions du diaphragme, l'irrégularité & la difficulté de la reſpiration, tout manifeſte l'embarras de la poitrine dans la fièvre maligne ; mais cette fièvre n'exiſte pas dans une ſimple fluxion de poitrine, & dans d'autres maladies des parties contenues dans cette cavité.

Ceux qui regardent les dérangemens de la tranſpiration & les affections de la peau comme les cauſes de preſque toutes les maladies, peuvent auſſi appuyer leur ſyſtême de l'hiſtoire de la fièvre maligne ; la ſéchereſſe & la chaleur brûlante de la peau, les ſueurs irrégulières, les éruptions de toutes les eſpèces, les diſpoſitions éryſipélateuſes & même œdémateuſes, qui ſont autant de ſymptômes de cette fièvre, démontrent les embarras de tout *l'organe cutané* ; mais cette partie peut être affectée de pluſieurs de ces accidens, fans que cela fuppofe une fièvre maligne.

Il eft évident que le fyftême des *Humoriftes* n'eft nulle part auffi fpécieufement appliqué que dans l'explication de plufieurs des fymptômes de cette fièvre ; la diffolution du fang, fa coagulation, fes vicieux mélanges, font une fuite néceffaire de la fufpenfion des fécrétions ; la matière de la tranfpiration, la bile, l'urine retenues dans le fang de ceux qui ont la fièvre maligne, ne peuvent qu'altérer & décompofer les liqueurs, & donner lieu à tous les vices dont elles font fufceptibles ; cependant les maladies qui paroiffent le plus dépendre de ces différens vices des liqueurs, telles que la jauniffe, les hydropifies, les reflux de lait, ne font point des fièvres malignes, non plus que les cachexies ordinaires.

C'eft donc avec raifon que la fièvre maligne doit être regardée comme le fonds de plufieurs maladies jointes enfemble : un malade attaqué de cette fièvre bien caractérifée, a tout à-la-fois le cerveau embarraffé, les nerfs pris, les humeurs altérées, mal combinées ; il a toutes les espèces d'embarras qui peuvent être les causes de plusieurs maladies du ventre, de la poitrine, de la tête & des autres parties ; il est, pour ainsi dire, dans l'état qui pourroit constituer *un scorbut aigu ;* tous les couloirs sont étranglés, tous les vaisseaux sont inégalement engorgés (1).

Aussi l'ouverture des cadavres des personnes mortes d'une fièvre vraiment maligne, démontre-t-elle que tous les viscères sont *ecchymosés*, meurtris, prêts à entrer en putréfaction, semblables aux chairs d'un animal qui a été forcé par la course : aussi la fièvre maligne, bien caractérisée, n'est-elle souvent, si on peut le dire, qu'une agonie alongée ; c'est un renversement presque total de l'économie animale ; une sorte de délire de la nature, & le plus dangereux écueil de l'art.

L'inflammation dont on fait souvent l'objet principal du traitement

(1) Voy. Instit. Médicin. pag. 85.

dans la fièvre maligne, ne paroît pas, à beaucoup près, auſſi à craindre que d'autres ſymptômes de cette maladie : il eſt vrai qu'elle s'y trouve quelquefois jointe ; mais une fièvre inflammatoire ou ardente, eſt bien diſtincte de la fièvre maligne : peut-être même l'inflammation eſt-elle une ſorte de reſſource dans la fièvre maligne, ſoit qu'il y ait un engorgement *ſuppuratoire* fixé dans un lieu particulier, ſoit que l'inflammation ſoit générale, &, comme on dit, dans le ſang ; c'eſt par ſon moyen que la nature & l'art viennent quelquefois à bout de cette cruelle maladie, ce qui ſera remarqué dans la ſuite de ce Chapitre.

Il eſt donc naturel de penſer que la fièvre maligne ſe prépare ſouvent de fort loin, & qu'elle n'eſt que le produit de pluſieurs incommodités, ou de petites maladies négligées : elles mettent beaucoup de temps à faire leurs progrès ; elles éclatent enfin, & ſe combinent de manière à produire des effets pernicieux, en attaquant la vie de tous les côtés & dans tous ſes fondemens.

Un état conftant de chagrin, d'exceffive crainte ou de contention d'efprit, une longue fuite d'exercices pénibles, tout cela donne peu à peu au genre nerveux un certain degré de tenfion & de *fenfibilité*, qui lui fait perdre la foupleffe néceffaire pour fes fonctions ; de-là une infinité d'obftacles à la liberté des fécrétions & des excrétions , &c.

C'eft au moyen de pareilles difpofitions, que plufieurs caufes qui feroient à peine en état de produire des incommodités graves ou des maladies ordinaires , peuvent occafionner une fièvre maligne. Il eft en effet bien difficile de concevoir qu'un corps bien fain puiffe tout d'un coup acquérir le degré de défordre & de dépravation propre à la fièvre maligne : on connoît l'activité de certains poifons & leurs effets funeftes ; mais il n'eft pas démontré qu'ils exiftent dans toute fièvre maligne ; & quand même ils exifteroient, ils fuppofent la plupart , un dérangement particulier dans les corps fur lefquels ils trouvent le plus à mordre.

La contagion même de la peſte a
été miſe en doute par des hommes
forts & par des eſprits déterminés,
qui ont prétendu que la peur, qui
eſt preſque toujours l'effet d'une foi-
bleſſe de conſtitution, eſt une des
cauſes principales des effets les plus
funeſtes de cette contagion : ils ont
remarqué que les gens pauvres, mal
nourris depuis long-temps, & qui,
par leur état de miſère, craignent de
manquer de tous les ſecours néceſſaires, ſont les plus ſujets à être attaqués
de la peſte. Il n'y a point d'épidémie
qui ne commence par attaquer les
corps cacochimes, & les pauvres gens,
qui ont preſque toujours l'ame abattue
par leur mauvaiſe ſituation : il eſt enfin peu de maladies malignes qui attaquent des corps bien ſains ; elles
arrivent preſque toujours à ceux qui
ont été éprouvés par une ſuite d'incommodités ou de maladies, & ſur-
tout de peines d'eſprit.

Enfin, la fièvre maligne eſt une
maladie très-*compliquée,* ou le réſultat
& la fin de pluſieurs maladies chroniques ; ou bien un dernier effort de

l'état de gêne dans lequel plufieurs incommodités graduées ont mis la plus grande partie des organes.

Cette maladie fuppofe beaucoup de force & d'activité dans les fujets qui en font attaqués : ils doivent être conftitués de manière à pouvoir long-temps réfifter aux incommodités qui précèdent la fièvre maligne : les maux de tête, les laffitudes, les indigeftions, &c. auroient été des maladies réelles pour des corps foibles ; toutes ces révolutions même réitérées ne font que des impreffions fourdes & paffagères dans des corps forts ; ils fe foutiennent par leur activité & par la vivacité de leurs mouvemens : s'ils fuccombent, ce n'eft qu'après des coups redoublés, & en confervant toujours un degré de force proportionné à leur état naturel ; ainfi il faut être au fond d'une conftitution robufte pour avoir la fièvre maligne.

Rien ne caractérife autant cette fièvre bien *exquife*, que la *tournure* particulière que le fuc nourricier, & tout le tiffu cellulaire ou muqueux, a reçu dans cette fièvre : ce tiffu paroît

être le fiège des inflammations, &
le fuc nourricier la matière des fuppurations ordinaires (1) : ils font tellement *dépravés* dans la fièvre maligne, qu'il ne peut s'y former aucune vraie inflammation, ni aucune
fuppuration parfaite ; il ne s'y forme
que des embarras, & des engorgemens gangréneux.

Or, l'hiftoire des gangrènes externes & internes, apprend que cette dépravation du tiffu des parties fe tra-
vaille & fe prépare de loin ; les organes qui ont perdu de leur reffort, par
exemple, à l'occafion des grands
froids, & qui ne reçoivent point de
nourriture à caufe de l'étranglement
des vaiffeaux, font les fièges ordinaires des gangrènes qui viennent de
caufe interne ; c'eft ainfi que tous les
points gangréneux, fi communs dans
la fièvre maligne, font vraifemblablement dus à des impreffions anciennes du tiffu muqueux, du parenchyme des partis, ou de leurs derniers
vaiffeaux.

(1) Voyez Thèfe des eaux d'Aquitaine.

L'examen du fang tiré dans la fièvre maligne, indique fouvent que ce
fang a perdu la fubftance muqueufe
ou nourricière qui en lie les parties;
cette fubftance eft la matière des *couen-*
nes & des concrétions qu'on trouve
dans les palettes : il s'en trouve dans
cette fièvre beaucoup moins que dans
plufieurs autres ; c'eft-à-dire, qu'il
n'y a point de pléthore de fuc *mu-*
queux ou nourricier, comme dans les
maladies inflammatoires.

Cette privation de fuc muqueux
paroît être le plus funefte des fymptômes dans la fièvre maligne ; c'eft
pourquoi il n'y pas ordinairement
de fuppurations, ni de coctions à
attendre dans cette fièvre ; cependant
les obfervations réitérées & appro-
fondies fans préjugé, indiquent que
ce n'eft guère qu'à la faveur des fuppurations & des dépôts inflammatoires, que l'on guérit de la fièvre
maligne.

On pourroit avancer que le fuc muqueux qui nage dans le fang, a quelque rapport au blanc d'œuf, qui clarifie une liqueur trouble dans laquelle

on le fait bouillir : ce fuc porté dans tous les vaiffeaux par le mouvement de la fièvre, entraîne avec lui toutes les parties d'urine, de bile & d'autres liqueurs excrémentitielles ; il clarifie, pour ainfi dire, le fang : c'eft ce qui fe paffe dans les maladies putrides inflammatoires.

On ne peut pas fe flatter qu'il en foit de même de la fièvre maligne, dans laquelle le fuc muqueux ne roule pas avec le fang, foit qu'il refte cantonné dans le tiffu cellulaire qui a perdu toute fon activité, foit qu'il ait dégénéré lui-même, ou qu'il manque prefque entièrement dans un corps attaqué de la fièvre maligne, & qui s'eft mal nourri depuis long-temps : il faudroit donc, fuivant cette idée, exciter, s'il étoit poffible, une inflammation vraie & une pléthore du fuc muqueux dans la fièvre maligne : c'eft-là peut-être ce que produifent les remèdes les plus appropriés dans cette maladie.

Les véficatoires donnent une fe-couffe générale au genre nerveux, ils excitent une difpofition inflamma-toire,

toire, ils fixent les courans des humeurs, & les traînées irrégulières des
oscillations ; ils donnent du ressort à
tout le parenchyme des parties, dans
lesquelles séjourne le suc nourricier :
il faut en dire autant, à peu près, des
remèdes internes les plus forts, des
émétiques, des cordiaux, des sudori-
fiques, du quinquina, des esprits vo-
latils, qui font, pour ainsi parler, de
légers vésicatoires internes.

On fait que les Japonnois & les
Chinois ne traitent plusieurs maladies
que par le cautère actuel, & par l'*a-
cupuncture* ; c'est-à-dire, en faisant
sur toute l'habitude du corps une grande quantité de petites plaies, avec des
instrumens aigus qu'ils plongent dans
les chairs ; ils forment par-là plusieurs
noyaux inflammatoires ; ils réveillent
le tissu muqueux ou cellulaire, dont les
nerfs font engourdis ; ils font rentrer
au moyen de cette irritation donnée à
la peau, une certaine quantité de suc
muqueux dans le fang ; & la nature
se fert de ce suc pour la coction, pour
les excrétions, & pour former des

Tome I.   P

dépôts qui favorisent les mouvemens critiques.

C'est ainsi, à quelques différences près, que » les Hottentots, après s'ê- » tre gratté le creux de l'estomac jus- » qu'à ce qu'il en sorte du sang, y ap- » pliquent une composition dont ils » ont avalé une partie ; & ils se gué- » rissent par-là de la blessure d'une flè- » che empoisonnée (1). »

» L'usage du continent de l'Amé- » rique étoit de plonger les gens at- » taqués de la fièvre dans l'eau froi- » de, & de les mettre ensuite devant » un grand feu ; après quoi, quelques » heures de sommeil achevoient de » les rétablir (2). »

Enfin, il y avoit des sauvages qui guérissoient les malades en les faisant courir à perte d'haleine au sortir du bain, & en les fouettant très-vigou- reusement pendant cette course.

Les ventouses scarifiées, si vantées par les anciens, faisoient à peu près

____

(1) Histoire Génér. des Voyages, liv. XIV. Tome V, pag. 164.
(2) *Ibid.* Tom. VII, pag. 87.

les mêmes effets, ainsi que les ligatures aux extrémités, & tous les topiques plus ou moins irritans. Ne pourroit-on pas les attendre des bains chauds ou froids ?

Quoi qu'il en soit, il semble que ceux qui, dans la fièvre maligne, ne sont occupés qu'à prévenir les progrès de l'inflammation par beaucoup de saignées, par des boissons abondantes, des purgatifs aigrelets ou légèrement *aiguisés*, n'attaquent pas la maladie dans son principe ; ils sont fort éloignés de favoriser l'espèce d'effort critique que la nature pourroit exciter par elle-même.

Le pouls est très-*compliqué* dans la fièvre maligne : il est *concentré*, *petit*, *déprimé*, quelquefois même plus *lent* que dans l'état naturel, au commencement de la maladie : le *développement* n'est jamais *complet* dans les progrès de la maladie ; le pouls reste toujours *non critique*, très-*convulsif* au fond, mais d'ailleurs fort *variable*, plus ou moins *tremblant*, suivant l'expression d'Hippocrate : s'il paroît bien *critique*, ce n'est que pour un temps , qui ne suffit pas pour assurer la crise.

En un mot , il n'y a rien de fixe, rien de déterminé dans la marche du pouls de la fièvre maligne ; il est même quelquefois d'autant plus à craindre , qu'il semble plus *naturel* ou plus *critique*. Au reste , tout dépend du degré de malignité ; lorsqu'il arrive que la fièvre maligne prend une bonne tournure , alors le pouls reprend son état & sa marche ordinaire, ou bien critique.

Il seroit inutile de rapporter ici des Observations à cet égard , d'autant mieux que l'application de tout ce qui a été dit jusqu'ici au sujet du pouls *critique* , différemment *compliqué* avec le pouls d'*irritation* , se présente assez naturellement , & paroît suffire jusqu'à ce qu'on ait plus exactement examiné le pouls d'*irritation* ou *non critique* (1).

(1) Voy. le dernier Chapitre.

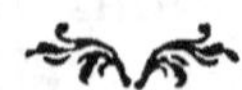

CHAPITRE XXXI.

Des différences qui se trouvent quelque-
fois dans le Pouls des deux côtés, &
dans celui des différentes parties du
corps.

TOUT phénomène singulier mérite d'être observé avec soin, quelque rare qu'il soit, & quelque bizarre
qu'il semble d'abord ; la nature se
cache souvent sous l'uniformité d'un
ordre accoutumé ; elle ne se décèle
quelquefois que par des phénomènes
extraordinaires.

Il est certain que la marche ordinaire de la circulation du sang, rend
les battemens *semblables* ou *isochro-*
nes, au moins dans les grosses artères d'un même sujet ; il est vrai aussi qu'on trouve en pratique des cas
dans lesquels les battemens des grosses artères, d'un même sujet, sont
plus ou moins *dissemblables* ou *hété-*
rochrones.

Les modernes ont établi la théorie & l'application de la faignée, fur la régularité des battemens des artères ; la plupart d'entre eux ne font aucune attention aux deux côtés du corps ou à leurs différences ; la faignée leur paroît toujours égale, au moins dans la pratique, foit qu'elle fe faffe du côté droit ou du côté gauche. Les anciens plus fcrupuleux faifoient fouvent choix d'un des deux côtés pour la faignée ; il y auroit de l'injuftice à rejeter entièrement les idées des anciens, fi ces idées pouvoient trouver quelque fondement dans l'obfervation.

L'hiftoire du pouls, qui eft l'objet principal de cet ouvrage, exige qu'on en décrive les moindres variations ; les conféquences qu'il y auroit à tirer de ces variations ne doivent ici qu'être preffenties, ou plutôt il faut les attendre des vrais maîtres de l'art.

Ce fera à eux à décider s'il feroit indifférent de faire, par exemple, une faignée du bras au côté droit ou au côté gauche, fuppofé que le pouls indiquât que le sang remonte d'un côté & qu'il descend de l'autre ; c'est-à-dire, que le pouls fut *capital* d'un côté & *ventral* de l'autre.

L'observation paroît démontrer la possibilité de cette supposition, mais cette démonstration ne peut encore entraîner après elle aucune conclusion pour la pratique.

Chaque partie a son *département* particulier dans le corps & dans le tissu *muqueux*, dans lequel elle est comme nichée ; le foie fait souvent ressentir son action sur tout le côté droit, & point sur le gauche ; la rate au contraire change souvent tout le côté gauche, depuis la tête, le visage, le cou, l'épaule, jusqu'au pied, sans faire aucune impression sur le côté droit.

Il semble que le corps soit divisé naturellement en deux parties, qui se rencontrent ou se joignent dans le milieu ou dans l'axe ; ces deux parties ou ces deux moitiés sont ordinairement disposées de la même manière, ou montées sur le même ton ; mais elles ont vraisemblablement leur

action & leurs indifpofitions particulières : une partie enflammée peut être
regardée quelquefois, & en certains
temps de l'inflammation, comme une
forte d'organe particulier, qui fait,
pour ainfi dire, *corps à part*, & dans
laquelle les mouvemens des humeurs
ne fe font point fuivant la marche
& les forces générales de la circulation. Ces vérités étoient dans le fond
connues des anciens (1).

Hippocrate a avancé que » lorfque
» l'artère du coude bat, le malade
» doit entrer en frénéfie, à moins
» qu'il ne foit d'un tempérament fort
» vif. » Le peuple répète fouvent un
raifonnement fort approchant de la
remarque d'Hippocrate ; *le pouls eft*,
dit-on, *remonté jufqu'au coude, ainfi
le malade eft fort mal* ; il ne fera point
inutile de confulter l'obfervation au
fujet de cette affertion.

Il eft bon auffi de confulter la
même obfervation fur les battemens

____

(1) Voy. Recherches anatomiques fur
la pofition des glandes. Voy. auffi Thef.
des Eaux minérales d'Aquitaine. Thef.
XXVII, &c.

des artères carotides, & des artères du bas-ventre, ainsi que sur celui des veines jugulaires : il n'eſt pas démontré que toutes ces queſtions, & d'autres ſemblables, ſoient entièremeut inutiles ; elles ſerviront peut-être un jour à établir des vérités importantes.

Au reſte, on ne ſauroit ſuppoſer qu'il y ait perſonne d'aſſez peu inſtruit pour ignorer que la différente poſition des artères dans les deux poignets d'un même ſujet, peut occaſionner quelques changemens apparens dans le pouls des deux côtés ; mais il n'eſt pas poſſible d'expliquer toutes les différences relatives auxquelles les pouls des deux côtés ſont ſujets par la poſition des artères, ou par quelque autre conformation particulière.

OBSERVATION CLXIV.

Une dame qui ſe diſoit incommodée, m'ayant prié de lui tâter le pouls, je lui dis que ſon pouls droit paroiſſoit un peu *embarraſſé ; il tenoit beaucoup du pouls d'irritation, il étoit avec cela fort disposé à devenir intestinal; les pulsations étoient irrégulières, mais il n'y avoit rien de bien déterminé;* je demandai le pouls gauche, que je trouvai plus *développé, & très-tendant au nazal & au pectoral;* d'où je conclus que le sang me paroissoit remonter à la tête, & être fort disposé à se frayer des issues par la poitrine & par la gorge; la malade m'avoua que c'étoit-là son état, & qu'elle étoit sujette à des transports d'humeurs vers la tête, &c.

Je demandai de nouveau à tâter le pouls droit, que je dis indiquer quelque embarras vers le foie ou vers le côté droit de la matrice : la dame m'apprit qu'elle avoit rendu, il y avoit quelque temps, un dépôt qu'on disoit venir du foie, & qu'elle ressentoit constamment quelque douleur vers la région de ce viscère.

Le pouls droit étoit donc, pour ainsi dire, *fixé & dérangé* par un point d'irritation habituelle vers le foie, & le pouls gauche étoit plus *libre*, & disposé à porter vers les parties fupérieures ; le pouls *ventral* & le *capital* fe trouvoient dans le même fujet, l'un d'un côté, l'autre de l'autre.

OBSERVATION CLXV.

Paffion hyftérique avec des fymptômes très-bizarres, dans une fille âgée de vingt-deux ans, & qui n'eft point réglée depuis long-temps ; le pouls eft continuellement *fréquent, petit, ferré, égal* ; il fe *développe* du côté droit à la fuite d'un long ufage de remèdes ; il devient affez *plein, irrégulier, inégal, légèrement rebondiffant dans quelques pulfations* ; les règles qui avoient ceffé depuis fix mois reparoiffent en petite quantité ; & lorfqu'elles finiffent, le pouls droit redevient *convulfif* ; le pouls gauche ne change jamais ; il a toujours été à l'ordinaire, *petit, ferré, fréquent, égal* ; la vérification de ce fait a été réitérée très-fouvent pendant les fept jours qu'ont duré les règles.

La différence des deux pouls étoit
P vj

ſi conſidérable , que les perſonnes qui
étoient auprès de la malade l'ont ap-
perçue. Les véſicatoires furent appliqués quelques ʲours après : ils mor-
dirent très-bien du côté droit , & ne
firent rien du côté gauche.

OBSERVATION CLXVI.

Le pouls eſt *dur, vif, rebondiſſant à
chaque pulſation*, c'eſt-à-dire *naʒal*
du côté droit ; le malade ſaigne du
nez & ſeulement de la narine droite ;
le pouls du côté gauche eſt *plein ,
mou , redoublé* avec *ſoupleſſe* , c'eſt-à-
dire *pectoral ;* le malade crache des
crachats preſque *puriformes :* ce qui
fait préſumer que les crachats viennent du côté gauche de la poitrine ,
comme le ſang vient de la narine
droite , c'eſt que le malade ne peut
ſe coucher que très-difficilement ſur
le côté droit ; il eſt fort tranquille lorſqu'il eſt couché ſur le côté gauche ,
ſur lequel il dort.

Le pouls eſt *rebondiſſant ,* très-*dilaté* & très-déciſivement *naʒal* du côté gauche ; il eſt *petit* & *ſerré* du côté

droit, il paroît même moins *fréquent* que le pouls gauche dans un malade qui saigne du nez, seulement de la narine gauche. Solano a dit, que » lorsque le *rebondissement* de l'artère » est plus considérable à un poignet » qu'à l'autre, le sang coule ordinai- » rement en plus grande abondance » de la narine du même côté où le » *rebondissement* est plus sensible. » M. Nihell est, à cet égard, de l'avis de Solano.

OBSERVATION CLXVII.

Une femme âgée de quarante-cinq ans a une obstruction qui paroît située dans l'ovaire droit ; elle en souffre quelquefois plusieurs jours de suite, & pendant ces temps de souffrance le pouls de ce côté, qui est le droit, est un peu *irrégulier* & *intermittent*, à peu près à chaque douzième pulsa- tion ; celui du côté gauche ne l'est jamais ; il reste toujours assez *égal* : ces sortes de paroxismes sont ordi- nairement précédés de constipation, & suivis d'un léger dévoiement.

OBSERVATION CLXVIII.

Il n'eſt point rare de trouver une différence marquée entre les . pouls des deux côtés dans pluſieurs maladies.

Le pouls eſt quelquefois plus *fort* dans un bras attaqué d'une douleur rhumatiſmale, & gonflé, que dans l'autre bras ; on a même trouvé ce pouls du côté malade très-*nazal* ſans que le pouls de l'autre côté s'en reſſentît ; il y avoit du ſaignement de nez ; on a de même trouvé le pouls du côté ſain bien décidé au dévoiement, c'eſt à-dire *inteſtinal*, le pouls du côté malade n'étant que *tendu* & dans un état *convulſif*.

Les deux pouls ſont très-ſouvent différens dans les attaques d'apoplexie qui dégénèrent en paralyſie d'un des bras ; & le pouls du bras dans lequel la paralyſie ſe forme, n'eſt pas toujours le plus *petit* & le plus *ſerré*.

Les perſonnes paralytiques d'une moitié du corps, ont auſſi ſouvent les deux pouls différens; celui du côté malade est presque toujours plus *foible*, plus *serré*, plus *petit*.

Les pouls des deux côtés sont quelquefois différens dans les pleurésies & les fluxions de poitrine ; celui du côté malade est plus *convulsif* ordinairement.

On a fait la même observation, & trouvé la même différence des deux pouls, dans les maladies du foie & de la rate, dans la migraine, & même dans des maladies par cause externe.

La goutte bien décidée à un pied, rend quelquefois le pouls de ce côté beaucoup plus *serré* & plus *convulsif* que celui de l'autre. On a fait la même remarque au sujet de la colique néphrétique.

Il se trouve des femmes qui, dans le temps des règles, ont les deux pouls différens, & qui éprouvent en ce temps-là beaucoup plus d'irritation & de gonflement dans une des deux mamelles que dans l'autre ; c'est ainsi que des nourrices perdent quelquefois leur lait d'une seule mamelle.

Il y a des perſonnes ſujettes aux hémorroïdes, qui ont auſſi les deux pouls fort différens ; il y en a qui n'ont des hémorroïdes que d'un ſeul côté , comme il y a des ſaignemens de nez d'une ſeule narine.

OBSERVATION CLXIX.

On apperçoit quelquefois les ar-tères carotides battre beaucoup plus vivement que dans l'état naturel, ſans que cette augmentation de for-ce ſe faſſe ſentir dans le pouls des bras.

Il eſt arrivé de remarquer dans les carotides des *rebondiſſemens* qui an-nonçoient le ſaignement de nez ; le ſaignement ſurvenoit , avec ceci de ſingulier , que les *rebondiſſemens* ſe faiſoient beaucoup plutôt dans les carotides que dans les artères des bras.

On a trouvé quelques malades dans leſquels le ſang paroiſſoit cou-ler continuellement dans les caroti-des qui reſtoient comme immobiles, ſans ſe dilater ni ſe reſſerrer ; la colonne de sang sembloit s'y mouvoir par l'action continuelle d'un piston, & les artères du bras avoient leur diastole & leur sistole presque à l'ordinaire.

Enfin, les carotides des deux côtés n'ont pas toujours la même force; il y arrive à cet égard des variations, à peu près comme dans les artères des bras.

OBSERVATION. CLXX.

Il n'est point de praticien qui n'ait trouvé des malades, sur-tout des femmes, dans lesquels on sentoit des battemens violens des artères situées dans la cavité du bas-ventre, entre le nombril & le cartilage xiphoïde: ces battemens sont quelquefois beaucoup plus violens que la force des artères du bras ne paroît l'indiquer: on les a quelquefois trouvés avec des espèces de *redoublemens* ou de *rebondissemens*, qui ne se faisoient pas sentir aux artères du bras.

· Il arrive souvent que ces grosses artères du bas-ventre suivent exactement les mouvemens des carotides ; mais on sent aussi quelquefois ces battemens très-violens, sans que les artères carotides battent extraordinairement ; celles-ci battent quelquefois très-vigoureusement , sans que celles du bas-ventre se fassent sentir plus qu'à l'ordinaire.

On a trouvé un sujet qui avoit un saignement de nez abondant ; les artères carotides battoient très-violemment ; les artères du bas-ventre étant venues à se faire sentir , & ayant battu avec beaucoup de force pendant deux jours , le cours des humeurs changea ; le saignement de nez s'arrêta , & il survint un dévoiement annoncé par les révolutions ordinaires du pouls.

OBSERVATION CLXXI.

Le pouls est quelquefois presque *insensible* au poignet de certains mourans ; il est très *sensible* vers le coude, & plus *fort* dans ces momens-là, qu'il ne l'étoit dans le même endroit pendant la meilleure santé du malade.

On trouve des malades , & sur-tout

des mourans , dans lefquels le mouvement de l'artère eft évidemment *fucceffif* , c'eft-à-dire , qu'on le fent d'abord vers le coude , & qu'il s'étend enfuite jufqu'au poignet , par une forte de mouvement progreffif ou périftaltique.

Il y a des malades dans lefquels la toux fait un effet fingulier fur les artères du bras ; on fent évidemment que la toux eft comme le coup de pifton qui pouffe la colonne du fang , qui femble difparoître ou qui diminue fenfiblement dès que la toux ceffe.

Un de ces malades avoit , lorfqu'il ne touffoit point , l'artère *tendue* & prefque *vide* , & à chaque fois qu'il touffoit , on fentoit une colonne de fang qui étoit pouffée avec force jufques au milieu de l'avant-bras ; il fembloit qu'elle n'allât pas plus loin du côté de la main , & on auroit dit qu'elle refluoit de l'avant-bras vers le coude dans les mouvemens d'infpiration. On trouve fans beaucoup de peine , l'occafion d'obferver de femblables variations dans les pouls des carotides.

OBSERVATION CLXXII.

Il y a des malades dans lesquels les veines jugulaires paroiſſent avoir quelques battemens ; mais en y faiſant attention , on reconnoît ſouvent que ces battemens ne ſont que ceux des carotides qui ſont mouvoir les jugulaires.

On trouve auſſi quelquefois des ſujets dans leſquels , indépendamment de ces ſecouſſes qui viennent de l'action des carotides , les parois des veines jugulaires tremblent & ſe meuvent d'un mouvement propre.

On a eſſayé d'arrêter avec le doigt le cours du ſang dans les jugulaires de quelques malades qui avoient la tête priſe ; il y en avoit dans leſquels le ſang ſe précipitoit tout de ſuite dans le cœur ; la veine reſtoit & paroiſſoit vide & affaiſſée entre le doigt & le cœur, ou du moins l'entrée de la veine dans la cavité de la poitrine ; il y en a eu quelques uns dans leſquels le ſang n'a pas diſparu tout d'un coup , il a même reparu , & on l'a évidemment apperçu aller & venir dans le tronc de la veine pendant les différens mouvemens du cœur.

On a vu un sujet qui avoit été saigné de la jugulaire, & dans lequel le sang remontoit du côté du cœur vers l'ouverture ; il en sortoit tandis qu'on contenoit la veine au-dessus de l'ouverture faite par la saignée.

Tout cela prouve que le sang peut être porté du tronc des veines jugulaires vers leurs ramifications, & y prendre des directions contraires aux mouvemens ou aux lois ordinaires de la circulation, & répand, ainsi que l'histoire des varices, un nouveau jour sur tout ce qui a été remarqué au Chapitre XXI.

OBSERVATION CLXXIII.

On a essayé dans les salles des hôpitaux, où il se trouve des soldats & d'autres hommes de bonne volonté, de comparer le pouls des extrémités inférieures avec celui des extrémités supérieures ; mais le pouls est fort difficile à tâter exactement sous le pli du genou ; celui des oreilles n'eſt pas ſenſible en beaucoup de ſujets. On a pourtant obſervé que dans les gens dans leſquels le ſang monte à la tête, les artères des jambes ſont beaucoup plus *reſſerrées* que dans l'état naturel, & que leurs battemens ne ſont pas toujours exactement *ſemblables* à ceux des artères ſupérieures, ſur-tout les carotides.

Quant aux veines, il y a beaucoup de malades dans leſquels les veines inférieures ſont très gonflées, dans le temps que les ſupérieures le ſont moins que dans l'état naturel, & réciproquement ; il paroît même que dans la plupart des maladies aiguës, ſur-tout celles dans leſquelles le pouls eſt *ſupérieur*, les veines ſupérieures ſont conſtamment plus apparentes à proportion que les inférieures. Dans beaucoup de maladies chroniques, les veines inférieures ſont ſingulièrement engorgées.

Les femmes fourniſſent des exemples frappans de cette inégalité de groſſeur dans les veines. On voit des filles à la veille d'avoir leurs règles,

d'autres qui font au point de les perdre, & des femmes groffes dans lefquelles le genre veineux extérieur fe
gonfle & s'élargit fingulièrement,
quelquefois en très-peu de temps.

La peine qu'on prendra en examinant les pouls des extrémités inférieures dans ces hommes de courage qui
fe prêtent à toute forte d'examens, ne
fera peut-être pas entièrement infruc-
tueufe; on découvrira bien des chofes au fujet du rapport de la chaleur
ou du froid de ces extrémités, avec
les différens états de la maladie. Il
y a des Médecins qui croient en certains cas devoir tâter les pieds de leurs
malades; on en a vu qui jugeoient
les maladies des enfans prefque par le
feul tact de pied.

L'objet de ce Chapitre étoit feulement de prouver que les deux pouls
ne font pas toujours égaux, & qu'ils
font même plus fouvent inégaux
qu'on ne pourroit le croire, en s'en
-tenant rigoureufement aux lois de
la circulation : les caufes de ces variations, ce qu'elles indiquent, l'u-
fage qu'on en peut faire dans la pra-

tique, tout cela n'eſt pas de ce lieu : on ne ſe propoſe que de réveiller l'attention des médecins ſur des matières qui ſemblent avoir été trop négligées, ſur-tout par les modernes (1).

(1) Inſtitutiones medicæ ex novo Med. conſpectu.

Fin du premier Volume.

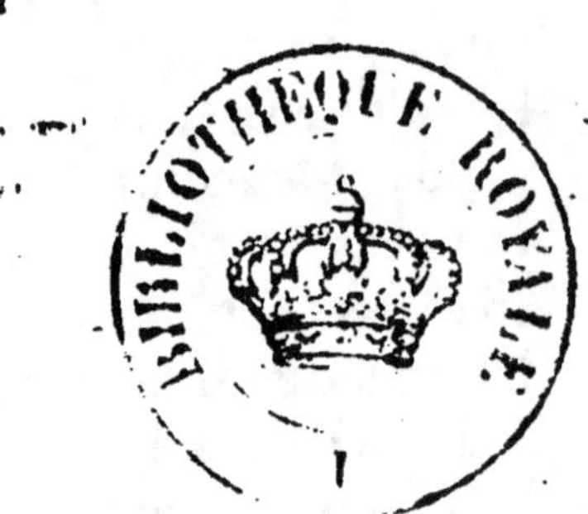